健康・美容・環境のための
科学知識

重田 征子／山本 雅子 著

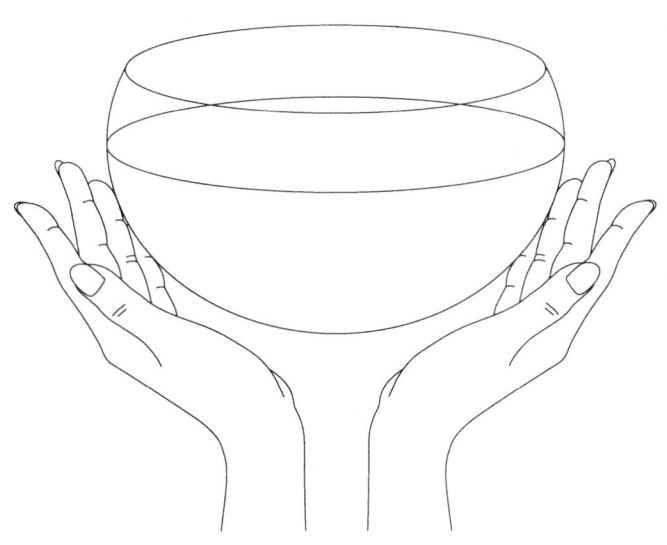

大学教育出版

まえがき

　本書は女性が社会に出ていったときに直面する美容や健康，環境に関する基礎的な問題を科学的に解明すると同時に，将来結婚し家庭を築いていく中で，夫，子供，時には父母の健康管理に中心的に関わっていく事を考慮し，このような将来のための下地的教養を目的として作成しました。特に女性にとって閉経と同時に深刻な問題となる骨粗鬆症，子育てにおいて直面するアトピー性皮膚炎，喘息，親類縁者に少なくとも１人以上発症するかも知れないガンの問題などを取り上げております。さらに，女性の健康と美容への関心に考慮して髪のケア，紫外線と肌の関係，ニキビ，汗と皮膚の関係などを取り上げました。

　後半は，いかにして地球が誕生し，さらに生命が誕生したか，そして生き物の住める美しい地球を現代人がいかに急速に破壊しているかを取り上げました。人口増加，水の汚染，空気の汚染，ゴミの問題など現実をしっかり把握し，個人個人が社会の一員として，豊かで美しい自然の中でいかにすれば人生を全う出来るかを考えてもらいたい。

　本書を読んだ皆さんが自分で考え，自分で積極的に行動して，自然破壊を防ぐ努力をして欲しいとの願いをこめています。また，湖に小石を投げて，その波紋が広がっていくように，人から人へとここに取り上げた健康問題，環境問題を考える人々が増えていくことを念願しています。

1997年9月

著　者　　重　田　征　子
　　　　　山　本　雅　子

健康・美容・環境のための科学知識

目　次

まえがき ··· 1

第1章　生命を支える水と空気 ································· 7
　　1．水 ··· 7
　　2．大気の成分と性質 ··· 11

第2章　カルシウムと健康 ··· 16
　　1．カルシウム原子の構造 ································· 16
　　2．体の中での存在場所 ······································ 16
　　3．骨粗鬆症 ·· 18
　　4．カルシウム不足と成人病 ······························ 19
　　5．カルシウムの必要量 ····································· 20
　　6．ビタミンD ·· 21
　　7．カルシウムの多い食品 ································· 21

第3章　エネルギー源として及びダイエット剤としての糖及び多糖 ······· 22
　　1．糖 ··· 22
　　2．ダイエットに用いられる糖 ·························· 24
　　3．医薬や衣料に用いられる多糖 ······················ 25
　　4．綿や麻などの繊維はグルコースのポリマー ······· 26
　　5．血液型を決める糖 ··· 27
　　6．糖は細胞を認識する ····································· 27

第4章　アミノ酸・タンパク質 ··································· 29
　　1．アミノ酸の構造と種類 ································· 29
　　2．ペプチド ·· 31
　　3．タンパク質 ·· 31

第5章　髪とヘアケア ··· 36
　　1．髪の構造 ·· 36
　　2．毛根の構造 ·· 38
　　3．世界の人々の髪のいろいろ ·························· 38
　　4．パーマの科学 ·· 39
　　5．ヘアーダイ ·· 40
　　6．ふ　け ··· 40
　　7．ヘア・ケア ·· 41

第6章　紫外線と日焼け……………………………………43
　　1．太陽光線…………………………………………43
　　2．紫外線の種類と性質……………………………44
　　3．日焼け……………………………………………45
　　4．日光と皮膚の老化………………………………46
　　5．紫外線の量と強さ………………………………46

第7章　皮膚と化粧…………………………………………48
　　1．皮膚の構造………………………………………48
　　2．ニキビ……………………………………………49
　　3．シミ・ソバカス…………………………………49
　　4．肌アレ・小じわ…………………………………49
　　5．汗…………………………………………………50
　　6．皮膚の老化………………………………………50
　　7．基礎化粧品………………………………………51
　　8．ファンデーションの役割………………………51

第8章　血　　液……………………………………………52
　　1．血液はどこで作られるか………………………53
　　2．赤血球……………………………………………53
　　3．白血球……………………………………………53
　　4．血小板……………………………………………54
　　5．血　漿……………………………………………54
　　6．血液凝固システム………………………………55
　　7．血液型……………………………………………56

第9章　免　　疫……………………………………………58
　　1．免疫の仕組み……………………………………58
　　2．抗　体……………………………………………59
　　3．補　体……………………………………………61

第10章　アレルギー…………………………………………62
　　1．アレルギーの仕組み……………………………62
　　2．アレルギーの発症要因…………………………63
　　3．アレルギーマーチ………………………………64
　　4．アレルゲンの種類とアレルギー症状の検査…66
　　5．アレルギーの分類………………………………68
　　6．肥満細胞…………………………………………68
　　7．サイトカイン……………………………………69

第11章　ガ　　ン……………………………………………………………………71
1．生みの親と育ての親 ……………………………………………………71
2．ガンの転移 ………………………………………………………………72
3．ガンマーカー ……………………………………………………………73
4．ガンを予防する12のポイント …………………………………………75
5．こんな時は検査を受けよう ……………………………………………75
6．ガンの発生を防ぐ食品群 ………………………………………………76

第12章　エ イ ズ ………………………………………………………………77
1．エイズの感染ルート ……………………………………………………77
2．HIV感染者の状況 ………………………………………………………77
3．病気の症状 ………………………………………………………………79
4．HIVウイルス ……………………………………………………………79
5．HIVと免疫系 ……………………………………………………………80
6．何故ワクチンが効かないか ……………………………………………81
7．エイズ治療薬 ……………………………………………………………81

第13章　地球環境の誕生 ………………………………………………………83
1．ビッグバンから始まった地球環境 ……………………………………83
2．1億分の1センチの世界 ………………………………………………84
3．化学結合　………………………………………………………………87
4．分子の誕生 ………………………………………………………………88
3．海と空の形成 ……………………………………………………………90
4．生物進化 …………………………………………………………………92

第14章　環境問題………………………………………………………………94
1．人口増加 …………………………………………………………………94
2．人間活動とエネルギー …………………………………………………95
3．大気汚染 …………………………………………………………………97
4．水質汚濁 …………………………………………………………………102
5．ゴミ問題 …………………………………………………………………104

第15章　持続可能な発展のために ……………………………………………108
1．法整備………………………………………………………………………108
2．行政の役割 ………………………………………………………………109
3．事業者の役割 ……………………………………………………………112
4．消費者の役割 ……………………………………………………………114

第1章　生命を支える水と大気

1．水

　地球の表面の 2/3 は水で覆われており，地球上の全水量は14億km³である。その97.2%が海洋に，2.15%が氷河や氷冠として分布しており，人類が直接利用できる地下水や河川・湖沼の水は全水量の1%にも満たないものである。海洋の水は太陽エネルギーによって蒸発し，雨となって一部，海から陸へと移動するとともに，雨は河川や湖沼を潤しながら陸から海へと移動することによって地球上を循環している（図1－1）。水は循環を繰り返しながらも，海水量は13億5000万km³と，ほぼ一定を保っている。このような循環の中で海水に集められていった有機物から生命が誕生し，生物進化の端に人類が誕生した。

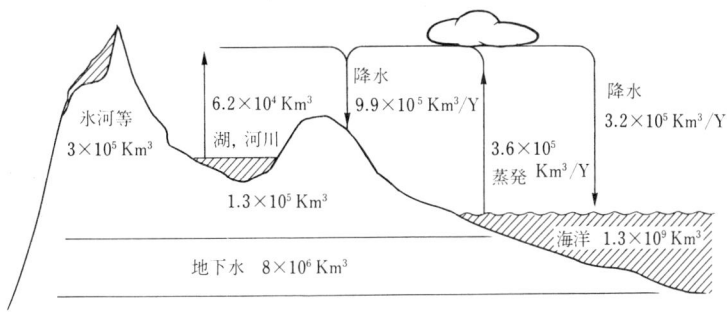

図1－1　地球上の水の循環

(1) 体の中の水

　人間の体重のおよそ60%（男）～50%（女）は水である。50kgの人の体内には約30ℓの水が含まれ，そのうち20ℓが細胞の中にあり，7.5ℓが細胞間にあり，そして2.5ℓが血液中にある。人間の血液成分は海水の成分とよく似ており，生命が海から誕生したことを物語っている。体内の水は，地上の水の循環と同様に，絶えず供給され，そして排泄されている。一日に摂取される水の量は飲料や食物などから2.2ℓ，食物がエネルギーに変換される際の代謝水0.3ℓを合計すると2.5ℓの水を体内に取り込み，呼気や皮膚からの蒸散により0.8～1.3ℓ，尿や便の排泄により1.1～1.6ℓ，合計2.5ℓの水を排泄している。人間は絶え

間ない水の流れの中で食べ物を摂り，考え，行動して生きていることになる。もし，1週間水を摂取できないと，人間は生きられないほど水は大切な物質である。

表1-1　体の成分　　(％)

成分	男	女
水　分	61	51
タンパク質	17	14
炭水化物	0.5	0.5
脂　質	16	30
無機質	5.5	4.5

表1-2　体の成分　(元素百分率)

成分元素	元素記号	含有量
水　素	H	63
酸　素	O	25.5
炭　素	C	9.5
窒　素	N	1.4
カルシウム	Ca	0.31
リ　ン	P	0.22

(2) 水の特異的性質と環境

　水の分子は"く"の字型になっており，その分子内に＋と－の電荷の偏りを持っているので，特異的性質を示す。この偏り(極性)により，水は食塩など塩類を水和して溶かすことが出来る。また，アルコールや砂糖など水素結合を作る物質とも混合し，それらをよく溶かす。このように水は非常に多くの物質を溶かすことが出来る。さらに，水は生物が生きてゆくために絶対必要であり，それも液体としてなくてはならない。水は生体内で栄養素を溶かして隅々まで運搬することが出来るので，植物や動物は成長することが出来る。また，水は細胞の中でいろいろな反応がスムースに進む環境を提供し，さらに細胞内の廃棄物を外に運び出す働きもしている。一方，水分子の極性は水分子同士も互いに強く引き合わせ(図1-2)，水の表面張力を大きくし，毛管現象によって高い梢まで水を運ぶことが出来る。また，水の密度が4℃で最大になるので，氷は水よりも軽く，水面に浮く。湖面に張った氷により冷気が遮断され，冬の寒さのなか水面下で生物が生きることができる。さらに，春になり水面の温度が上がり4℃になると，密度が最大となり重くなるので底に沈み，対流が起こり湖底の生物に酸素を運ぶ。秋に水面の温度が4℃に下がると同じような現象が見られる。このように動物や植物の生命を守るのに水の特異的性質は大きな役割を果たしている。また，水は比熱が高いので多くの熱を貯えることが出来る（熱容量が大きい）。代謝により発生した熱を体重の60〜50％を占める体内の水が吸収して，体温の変化を少なくしている。また，体内の水が汗となるとき，水の蒸発熱が異常に大きいので多くの体熱を発散させることができる。これらの熱的性質は環境においても気温の変化を少なくしている。海水による熱の吸収や放出による温暖な気候を海洋気候と言い，暑いときには水の蒸発によって周囲の熱を奪って，暑さを弱め，寒い時には水蒸気が水や氷に変化す

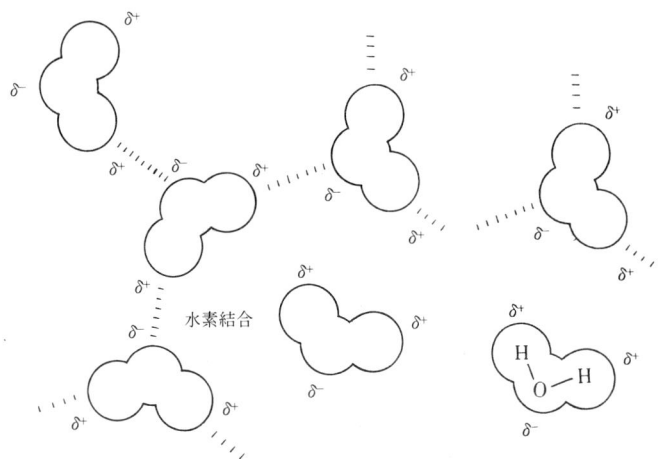

図1-2　液体の水

る事によって大きな蒸発熱や融解熱を周囲に放出し，寒さを弱めている。穏やかな環境もまた水の特異的性質の役割による。

(3) 水のかたち

　水分子は2個の水素と1個の酸素が共有結合している。共有されている電子はHとOの間にじっと座っているのではなく，雲のように広がって分布している。酸素原子の雲はx軸，y軸，z軸の方向に広がり，方向性を持つが，水素原子の雲は球形で方向性を持たない。酸素原子と水素原子の雲の重なりによる共有結合は方向性を持つので，H－O－Hの結合角は90度になるが，実際には水素原子の正電荷の反発により104.5度の"く"の字型となる。また，酸素原子は電気陰性度が大きく共有結合した電子を引き寄せるので，酸素原子側は負の電荷を帯び，反対に水素原子側は正の電荷を帯びるといった形で分極している（極性）。分極によって分子間に静電引力が作用して水素結合が生じ，図1-2に示すように4～10個以上の水分子が結ばれ，大きな分子となっており，この水素結合はファンデルワールス力よりはるかに大きい。水は物質として周期表の6B族水素化物として分類されるが，6B族の元素の酸素（O），硫黄（S），セレン（Se），テルル（Te）の水素化物である水（H_2O），硫化水素（H_2S），セレン化水素（H_2Se），テルル化水素（H_2Te）の沸点を比較すると，水の沸点は異常に高い（図1-4）。また，蒸発熱，融解熱，融点や比熱等も異常に高いのは，この水素結合を切断するために大きなエネルギーを必要とするためで，水の特異的性質の原因である。水の性質は水の構造から生まれている。

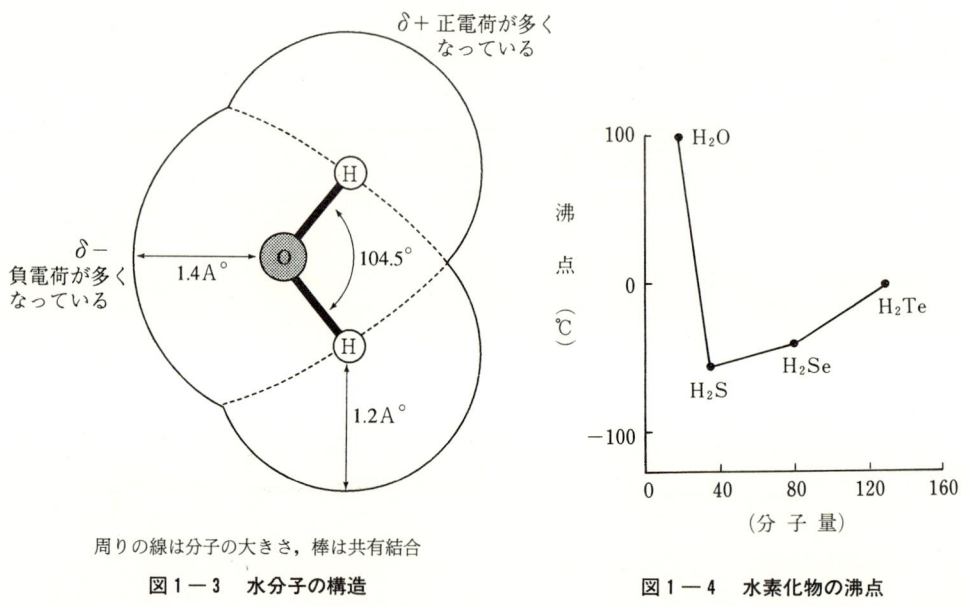

図1－3　水分子の構造　　　　　図1－4　水素化物の沸点

(4) おいしい水

　水の味に対しては個人差が大きく，それぞれの好みは必ずしも一致しないが，おいしく飲める水と考えると快適に，安心して飲める水であるといってもよい。普通おいしい水道水とされている水の分析では，多くの人がおいしいと感じる水は7項目の値が次の範囲にある。

蒸発残留物	30〜200mg/ℓ
硬　度	10〜100mg/ℓ
遊離炭酸	3〜30mg/ℓ
過マンガン酸カリウム消費量	3 mg/ℓ
臭気度	3以下
残留塩素	0.4mg/ℓ
水　温	20℃以下

　大都市では水道の水源が汚れてきているので，この条件に合格するのは難しいが，郊外や地方では水道水は十分おいしい水といえる。「名水百選」には，広島県では太田川の水や府中町の出合清水の湧水が選ばれている。貴重な水道水源である川の水を汚さないよう皆が協力しなければならない。一般に水道水は図1－5に見られるような水の浄化が行われ，常に水質が監視されている。

　水道水の水質基準は1993年に水道法が改定され，26項目から85項目に増え，次の4つに

分類される。
① 人の健康の保護に関する29項目
② 水道水としての基本的な条件17項目
③ おいしい水のための13項目
④ 監視を必要とする26項目

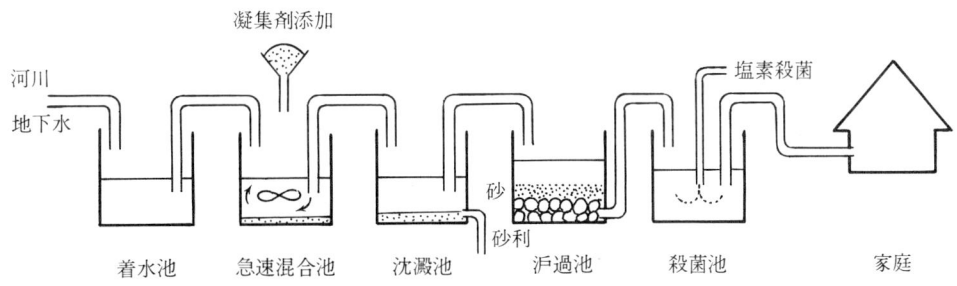

図1-5　水道水の浄化工程

　水源の水質の悪化に伴い，殺菌処理の塩素の添加量が増加し，発ガン性のあるトリハロメタンの生成が問題となっている。トリハロメタンは原水に含まれる有機物と水道水の殺菌に使用されている塩素が反応して生じたもので，発ガン性がある。蓋をあけて5分間沸騰させるとトリハロメタンを除くことが出来る。最近，塩素殺菌の代りにオゾンが使用されている水道水もあるが，オゾンは水に溶けないので，配水中に細菌に汚染される危険がある。一方，急激に消費が伸びているミネラルウォーターは国内産では各地の名水が使われており，硬度は平均64度，殺菌済みであるのに対し，輸入物は地下水が多く，平均硬度256度と多くのミネラルを含むが，殺菌処理がされていないものもあるので，汚染に注意が必要である。もちろん，水は安全性が第一である。

2．大気の成分と性質

　大気は地上からの高度によって対流圏，成層圏，中間圏，熱圏に分けられ，成分，温度に違いがあるが，大気の90％が存在する地上6000kmの対流圏の定常成分として窒素(N_2)，酸素（O_2），アルゴン（Ar）と二酸化炭素（CO_2）等がある（図1-6）。

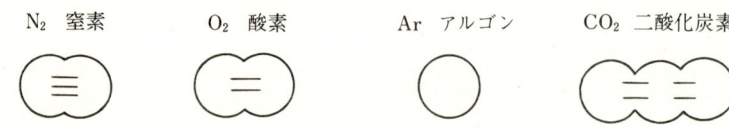

棒は共有結合を示す。窒素は2原子分子。酸素は2原子分子。
アルゴンは1原子分子。二酸化炭素は3原子分子

図1-6 大気の主な構成分子のモデル

表1-3 大気の成分　　　　(%)

成分	化学記号	含有量
窒　素	N_2	78.09
酸　素	O_2	20.95
アルゴン	Ar	0.93
二酸化炭素	CO_2	0.03

(1) 窒　素

　大気中にもっとも多い気体で，体積で空気の78％を占めている窒素は地球の内部から生まれてきた。窒素は重くて地球から宇宙へ飛び出せなかったことや，他の物質と反応しない安定な気体なので，大気中に大量に残ったと考えられている。窒素ガスは$N\equiv N$と三重の結合で結ばれているので，他の分子と衝突してもこの結合は容易に切れない。空気を吸って窒素を大量に体に取り込んでも，人間や生物に直接影響を及ぼさず，安全である。しかも大量の窒素が酸素の激しい反応を中和するので，雷などで地上が火の海になるのを防いでくれる。しかし，ひとたびこの結合が切れると他の物質とよく反応し，いろいろな化合物を作る。大気中の窒素ガスは微生物によって土に入り，植物から動物へと循環される過程で，タンパク質という動植物の生命現象になくてはならない化合物になる。近年，人工的に大気から固定される窒素量が自然界のそれに匹敵する量になり，窒素の循環は崩れ，次第に海に蓄積されている。また，化石燃料の燃焼によって窒素酸化物が増えている。

(2) 酸　素

　大気中では2番目に多い気体で，体積の20.9％を占める。他の大気成分が地球内部から生まれ，原始大気中に含まれたのと異なり，酸素は生物の誕生によって初めて作られた。酸素ガスは$O=O$と酸素原子が二重結合で結ばれているが，この結合は非常に切れやすく，他の分子と結合して，水，ケイ酸塩や種々の金属の酸化物となって地殻の中に存在してい

る。酸素は生物の酸素呼吸を支え，生命活動の源泉で，燃焼の際になくてはならないものであるが，原始地球上に最初に繁殖した嫌気的生物にとって，酸素は生存を脅かす大気汚染物質であり，生物を焼き尽して絶滅させた最初の地球環境の破壊物質であったといえる。

窒素と同様に，大気中の酸素は，動物の呼吸や化石燃料などの燃焼によって二酸化炭素や水に変換され，あるいは水に溶け込んで除かれる。一方，植物や藻類の光合成によって二酸化炭素から合成された酸素が，大気中に供給されるので，大気中の酸素は 3×10^{19} モルと一定に保たれている（図1－7）。

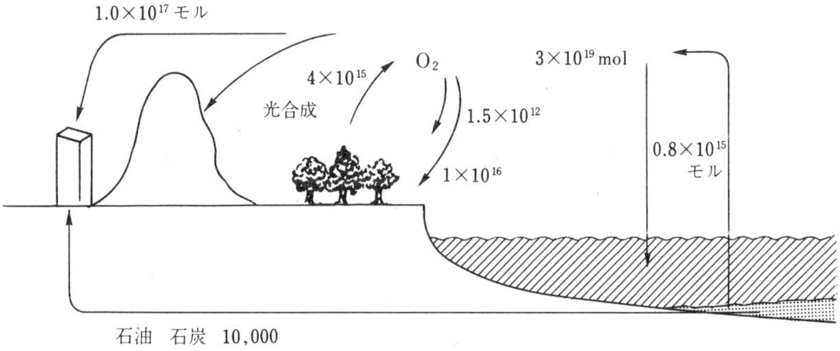

図1－7　酸素の循環

(3) アルゴン

大気中に3番目に多く含まれている気体で，体積の0.9％を占める。アルゴンもまた地球内部から誕生したもので，鉱石中のカリウム原子の原子核が周りにいる電子をとらえてアルゴンに変換された。この気体は他の分子と反応しないので化合物を作らず気体のまま大気中に出てきたと言われている。"不活性なもの"を意味するアルゴンは，空気中に原子の形で存在する希ガス元素の一つで，ヘリウム，アルゴン，クリプトン，キセノン，ラドンと化学的な性質がきわめてよく似て，原子核を取り巻く電子軌道の最外殻の電子が8つで，エネルギー的に安定となるため，ほとんど反応性がない。ネオンとともにネオンサインに封入され美しい色を出す。

(4) 二酸化炭素

大気中4番目の成分である二酸化炭素は0.03％と極めて微量である。原始大気の主成分であった二酸化炭素は雨に溶け込んで海に流れ込み，石灰岩やチョーク等の岩石となり，大気と海水から大量に除かれた。二酸化炭素はメタンの酸化により天然に発生するし，また空気中で物質を燃やすときにも発生する。植物の光合成は太陽光のエネルギーにより二

酸化炭素と水の水素から植物の体である炭水化物を作り，大気中の二酸化炭素を除く。この炭水化物を摂取し，動物の体内で代謝するときの最終生成物の一つが二酸化炭素で，呼気として体外に排出されて，大気に戻る。二酸化炭素は地球上における炭素の循環の中にある（図1－8）。二酸化炭素は地表面から放射される熱を吸収するので，大気を暖める温室効果がある。この効果によって人間や動植物にとって住みよい大気温度が保たれてきた。しかし近年の人間活動の拡大に伴い，二酸化炭素の排出量は50年間に15億トンから65億トン（炭素換算）へと4倍以上に増加している。産業革命以降に排出された二酸化炭素の地球温暖化への寄与度は約64％を占めている。

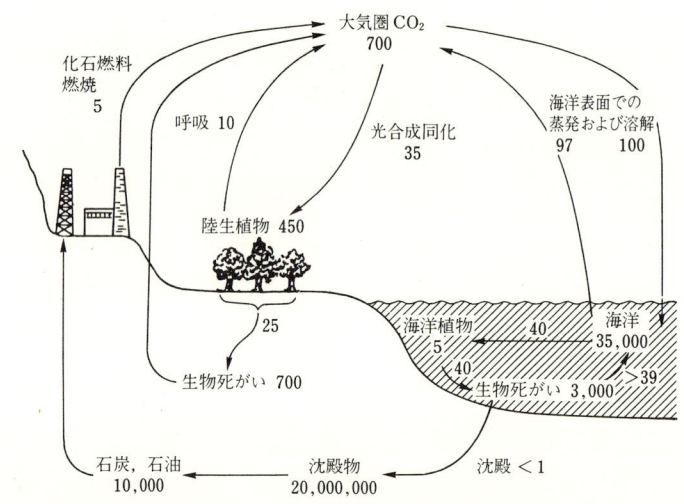

炭素サイクル．数字はCの貯留量または年間移動量を示す（10^9t単位）．
図1－8　炭素の循環（資料：B.Bolin, *Sci.Amer.*, 223(3), 125-132(1970)）

(5) その他の定常成分

ネオン，ヘリウム，メタン，クリプトン，一酸化窒素，水素，キセノンがそれぞれ，18，5.2，2.2，1，1，0.5，0.08（$\times 10^{-4}$）％と極めてわずかずつ含まれている。

(6) 硫黄酸化物（SO_x）

石油，石炭の燃焼の際，不純物として含まれている硫黄が酸化されて発生するSOやSO$_2$などの硫黄酸化物（ソックス）は大気の定常成分ではないが，都市や工場などがあるところではふくまれている。固定発生源（火力発電所等）では触媒によって100％除去できるが，移動発生源（自動車）ではまだ完全に除く技術は開発されていない。

(7) 窒素酸化物（NO$_x$）

硫黄酸化物と同様，自動車や航空機のエンジンの燃焼室や，高温の排気管内で燃焼させるとき，空気中の酸素と窒素の化合物から必ずNOやNO$_2$等の窒素酸化物（ノックス）を生じる。

第2章　カルシウムと健康

　カルシウムは人間や動物の骨や歯を形成しているばかりでなく，血液や細胞の中にごく微量で一定量含まれていて心臓や脳の働き，筋肉の収縮，ホルモンの分泌，血液の凝固，免疫やアレルギーなどの情報伝達といった生命を維持するのに必要な働きをしている。カルシウムが不足すると骨が脆くなり，血管を老化させ，動脈硬化や心臓病など成人病の原因となる。このように大切な栄養素であるが，日本人の食生活の中で一番欠けている栄養素でもある。人間は1日に650mgのカルシウムを摂取しなければならない。

1．カルシウム原子の構造
　元素記号 Ca，原子質量40.08，周期律表では，第II族の3段目に位置する。骨や歯の中ではリン酸カルシウム $Ca_3(PO_4)_2$ の形で存在している。

2．体の中での存在場所
　体の中には成人男子(60kg)当たり1kgのカルシウムがあると言われている。そのうち，99％は骨に存在し，0.1％が細胞内に存在している。

(1)　骨の中でのカルシウム
　骨はおもなカルシウムの貯蔵庫で，骨芽細胞と破骨細胞の2種の骨細胞の作用で絶えず作られている。骨芽細胞が合成するコラーゲンフィブリル（有機基盤物質）を基盤として無機成分 $Ca_3(PO_4)_3OH$ ヒドロキシアパタイトが沈着する。破骨細胞は骨の再吸収に関与している。

(2)　細胞内のカルシウムの役割
　細胞内でのカルシウムはセカンドメッセンジャーと呼ばれていて，細胞外からの情報を細胞内に伝える役割をしている。細胞内のカルシウムイオンの濃度は細胞外の1000分の1

に抑えられており，ファーストメッセンジャーである細胞外の物質，例えばアドレナリン，ヒスタミン，セロトニンなどが細胞表面のレセプターに結合すると外部からのカルシウムが細胞内に導入されて情報伝達のカスケードが動き出して核へ情報が届けられ，細胞が機能する。カルシウムは細胞内では非常に微量であるが大事な役割を担っている（図2－1，2－2）。

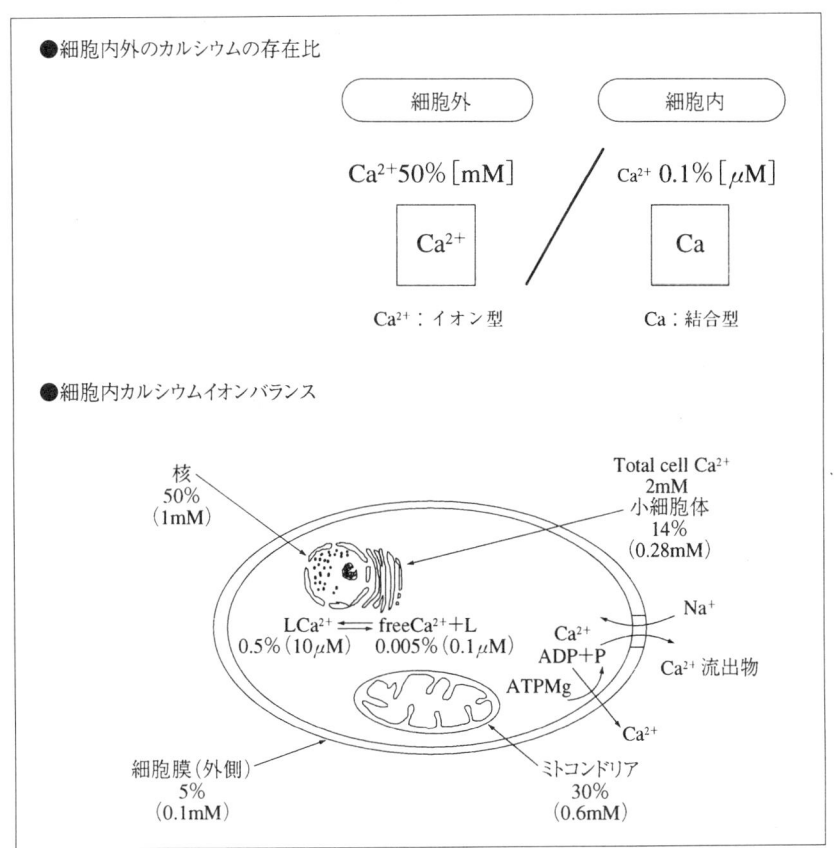

図2－1　細胞内のカルシウム（『カルシウムと健康』牛乳乳製品健康づくり委員会）

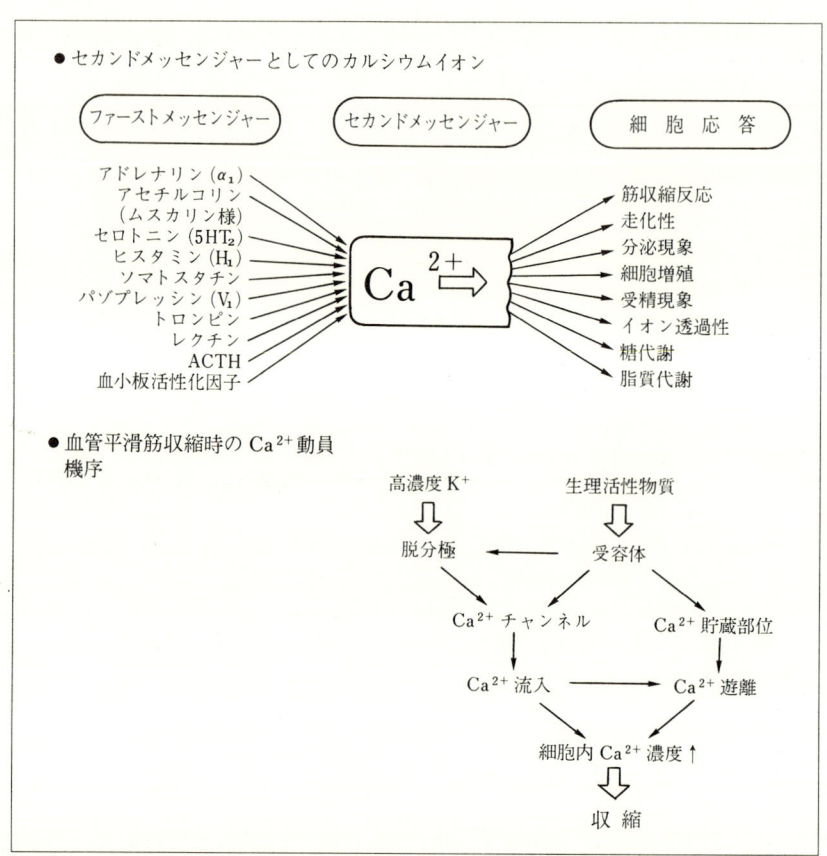

図2－2　カルシウムによる情報の伝達（『カルシウムと健康』牛乳乳製品健康づくり委員会）

3．骨粗鬆症

　人間の平均寿命が人生50年時代から80年時代に延びて大きくクローズアップされてきた病気が骨粗鬆症である。骨がすかすかになり，少しの衝撃で骨折をする。カルシウム不足が原因で，特に閉経後の女性は骨を作る方に働く女性ホルモンの働きが劣え，骨を溶かす方の副甲状腺ホルモンは正常であるため，造骨と破骨のバランスが崩れて骨が脆くなっていく（図2－3）。

背骨(腰骨)の縦断図。左はほぼ正常、右は骨粗鬆化したもの。

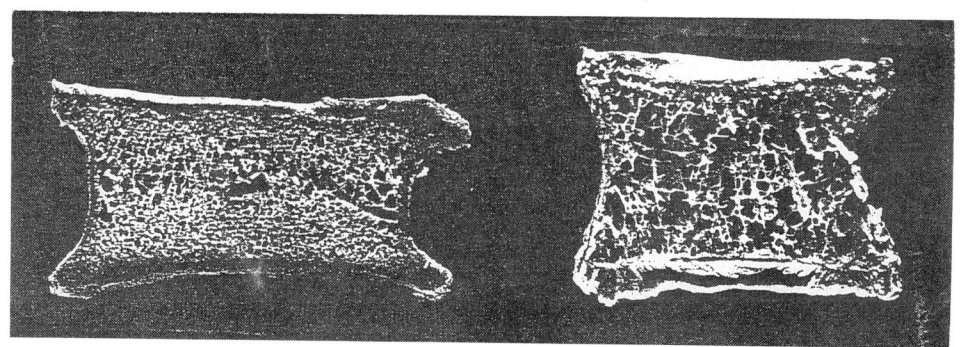

正常な背骨と骨粗鬆症になった背骨（折原肇『骨粗鬆症』より）

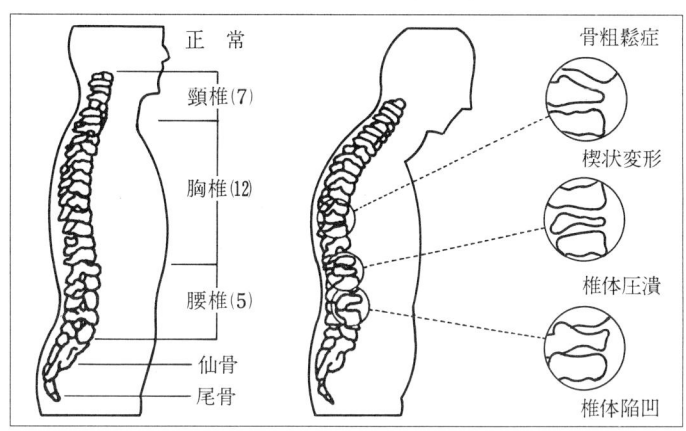

図2－3　骨粗鬆症になった骨の断面と背骨の曲り（『カルシウム健康ガイド』日本乳製品協会）

4．カルシウム不足と成人病

　毎日採る食事からのカルシウム摂取量が足りないと、体はどうしても体内を円滑に動かす為に必要なカルシウムを骨から補おうとする。副甲状腺ホルモンが働いて骨を溶かすが、必要以上のカルシウムを溶かし出してしまう。細胞や血液に必要なカルシウム以外の残ったカルシウムは血管内にとどまり、血管壁を硬くし老化させ、図2－4に示すような様々な成人病を引き起こさせる。

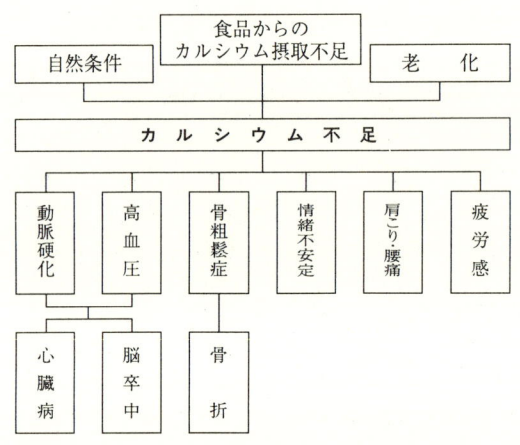

図2-4 カルシウム不足と病気 （藤田拓男氏の資料より）

5．カルシウムの必要量

　我々は毎日カルシウムを約260mg失っている。その内訳は，汗30mg，尿130mg，便100mgである。これだけのカルシウムが毎日必要である。しかし，食品から摂取する場合，食品が含有するカルシウムの約40％が腸から吸収されるので，1日に摂取する必要なカルシウム量は650mgである。最低我々は650mgのカルシウムを必要とするが，成長期の子供，妊婦，スポーツマン，老人は1000～1200mg以上必要とする（表2-1，図2-5）。

表2-1　年齢階層別カルシウム所要量
（1人1日当たり）

階層	年齢(歳)	カルシウム必要量(mg)
乳　　児	0	400
小　　児	1～5	400
〃	6～9	400～600
成長期(男)	10～15	600～900
〃	16～19	700～800
成長期(女)	10～15	600～800
〃	16～19	600～700
成　　人		600
妊　　婦		1,000
授　乳　婦		1,100

（第四次改訂『日本人の栄養所要量』をもとに作成）

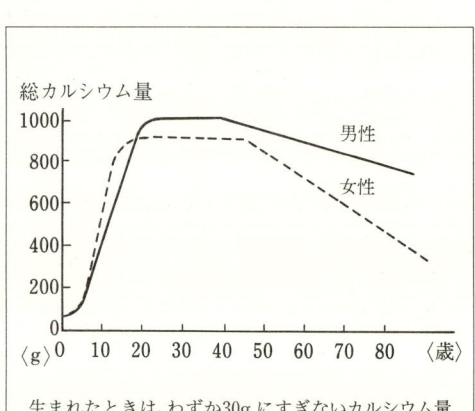

生まれたときは，わずか30gにすぎないカルシウム量は，成長とともに急激に増加し，成人に達してしばらく平衡状態を保つが，40歳頃から次第に減少していく。特に女性はその減少率が顕著である。

（第四次改訂『日本人の栄養所要量』より）

図2-5　人の一生と体内総カルシウム量の変化
〈成人体重60kg〉

6．ビタミンD

　骨を作る上で大切なビタミンがビタミンDである。食物からビタミンDの形で吸収され肝臓に取り込まれるが，腎臓で活性ビタミンDとなる。この活性ビタミンDが小腸からのカルシウムの吸収を促進し，骨の造骨と破骨の両方に作用して骨の新陳代謝を行っている。年をとると摂取したビタミンDを活性ビタミンDにする力も弱まるため錠剤として飲む必要がある。我々の皮膚の下にはプロビタミンDという物質があって，これが紫外線にあたるとビタミンDに変化するが，近年，オゾン層の破壊が進み，長時間の日光浴による皮膚ガンの危険性が指摘されており，1日10分間程度が適当といわれている。

7．カルシウムの多い食品

　表2－2にカルシウムの多い食品をのせた。乳製品，豆腐類，小魚等に多く含まれているが，小松菜に多く含まれているのが見逃せない。

表2－2　カルシウムを多く含む食品

分類	食品名	100g中のカルシウム量(mg)	1日に食べる量(g)	その目安量	そのカルシウム量(mg)	カルシウムの吸収率
牛乳・乳製品	普通牛乳	100	200	1本	200	37～71%
	ヨーグルト(全脂無糖)	110	100	1本	110	
	スキムミルク(国産)	1,100	20	大さじ2½	220	
	アイスクリーム(普通脂肪)	140	100	1個	140	
	プロセスチーズ	630	25	1切れ	158	
	カマンベールチーズ	460	25	1切れ	115	
	ゴーダチーズ	680	25	1切れ	170	
小魚類	丸干し(まいわし)	1,400	15	中1尾	210	25～53%
	みりん干し(かたくちいわし)	800	17	1枚	136	
	煮干し	2,200	10	5尾	220	
	しらす干し	530	15	大さじ3強	80	
	いわし油漬け缶詰	400	55	½缶	220	
	干しエビ(皮つき)	2,300	10	⅕袋	230	
	わかさぎ(生)	750	50	小7尾	375	
	オキアミ(生)	360	10	10尾	36	
緑野菜類	こまつな	290	80	¼わ	232	5～27%
	きょうな	150	80	小株1株	120	
	春菊	90	50	4～5本	45	
	大根の葉	210	50	½本	105	
	かぶの葉	230	80	2株	184	
	のざわな(塩漬け)	170	30	小皿1盛り	51	
大豆・豆製品類	豆腐(もめん)	120	150	½丁	180	
	生揚げ	240	120	1枚	288	
	油揚げ	300	25	1枚	75	
	おから	100	65	½カップ	65	
	凍り豆腐	590	20	小1個	118	
	なっとう	90	50	½包	45	
乾燥・乾物類	こんぶ(利尻こんぶ)	760	10	10cm角	76	
	ひじき(乾燥)	1,400	10	⅕カップ	140	
	わかめ(乾燥)	960	5	¼カップ	48	
	切り干し大根	470	10	⅕カップ	47	

(『四訂食品成分表』より)

第3章 エネルギー源として及びダイエット剤としての糖及び多糖

　植物は，太陽と水と炭酸ガスからブドウ糖という糖を作り澱粉として種子や根に蓄える。人間は，澱粉や砂糖などをエネルギー源として摂取している。しかしあまりに物の豊富な今日，摂りすぎて肥満の原因ともなっている。このカロリーを減らす為のダイエット食もまた糖質である。

1．糖

　身近にある糖の含まれる物質をあげてみよう。ごはん，蜂蜜，砂糖，コンニャク，ごぼう，かんてん，ママレード，紙，蟹・海老の甲羅，更にA，B，Oなどの血液型などかなり沢山のものが糖を組成としている。

(1) 天然に沢山存在する糖

　人間の体を動かすエネルギーの生産に使われる糖はグルコースである。一般に糖は，$C_6(H_2O)_6$の化学構造で書かれるので炭水化物とも呼ばれる。天然によくある糖の化学構造

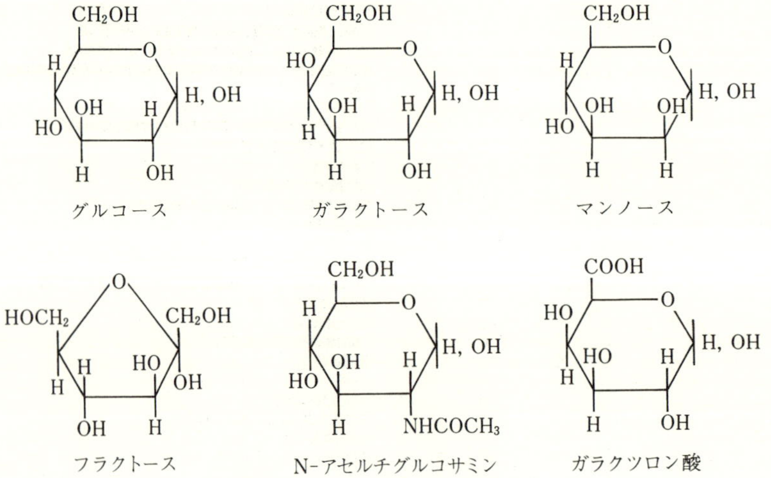

図3－1　色々な単糖の構造

を図3－1に示す。ご飯や紙の中にはグルコースという糖が含まれ，蜂蜜や砂糖にはグルコースとフラクトース，ごぼうにはフラクトース，コンニャクにはマンノースが含まれている。ママレード等のジャム類にはペクチンという多糖が含まれており，その構成糖にはガラクツロン酸という酸性糖が含まれている。蟹や海老の甲羅にはN-アセチールグルコサミンというアミノ糖が含まれている。

(2) 澱 粉

米，麦，いも，とうもろこしなど穀類のエネルギー貯蔵物であり，構造としてはグルコースが $\alpha 1,4$ 結合で，数千から数万個直鎖状につながったアミロースとグルコースが $\alpha 1,4$ 結合でつながった所々で $\alpha 1,6$ 結合で枝分かれした構造をしているアミロペクチンからなっている。普通の澱粉（ポテト，コーン，米，小麦）は，アミロース約25％，アミロペクチン75％からなっている（図3－2）。

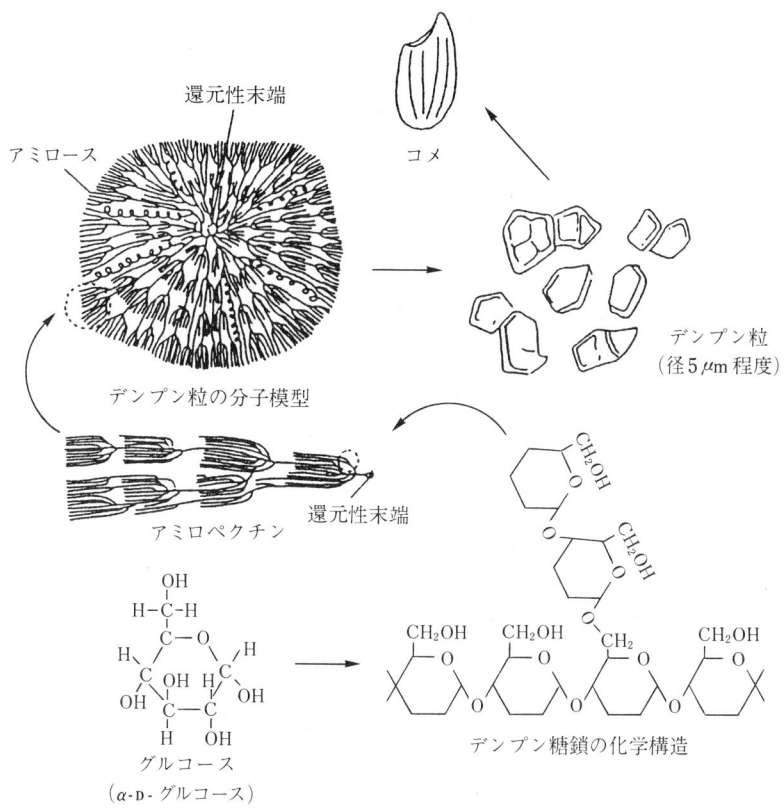

図3－2　澱粉の糖鎖（『糖鎖の科学入門』岩瀬仁勇他，培風館）

(3) もちはどうしてのびるのか

もち米澱粉はアミロペクチンだけから構成されている。もち米を熱すると，アミロペクチンの沢山の枝と枝とでできている水素結合がほどけて枝の間に水分子が入っていく。いわゆる澱粉の膨潤が起こる。膨潤したアミロペクチン分子同士の巨大に広がった枝と枝が近づくと，その間で水素結合をつくって更に巨大分子を形成する。分子と分子がいたるところで水素結合によってからみあっているので，餅を引っ張るとのびるのである。

2．ダイエットに用いられる糖

(1) マンナン

マンナンとはマンノースを主な構成糖とする多糖（図3－3）の総称で，コンニャクの中に含まれるコンニャクマンナンが有名である。コンニャクの中では図に示すようにマンノースとグルコースが交互に結合したグルコマンナンの構造をとっており，その中に強く水が取り込まれている。私達はマンナンを消化する酵素を持っていないので，コンニャクをいくら食べてもエネルギー源とはならない。だからダイエット食として注目されている。

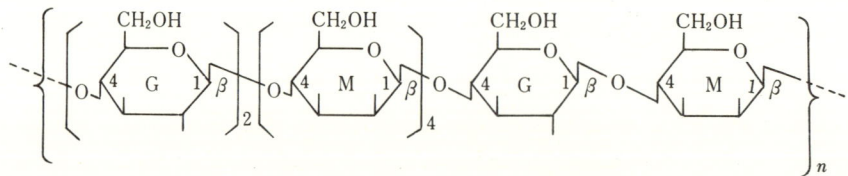

図3－3　コンニャクマンナンの構造

(2) 寒天に含まれる糖　アガロース，アガロペクチン

寒天はてんぐさという海草からとれる多糖で，ガラクトースを構成糖とするアガロース（80％）と少し酸性の糖や硫酸基を含んだアガロペクチンが含まれる（図3－4）。これらの多糖もエネルギー源にならないので，タンパク質からできているジェラチンの代用とし

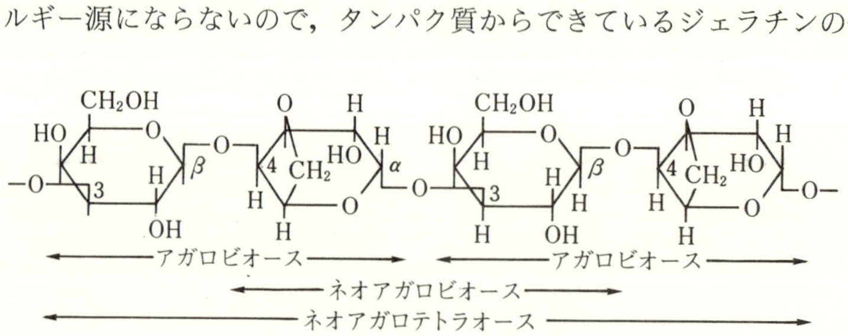

図3－4　寒天のアガロースの構造

てプリンとかジェリーとして用いられている。

その他, 昆布やわかめなどの海草の中にはフコイジンやアルギン酸などの多糖が含まれるが, これもダイエット食である。

(3) ごぼうに含まれるイヌリン

ごぼうにはフルクトースだけを構成糖として持つイヌリンがある。これも消化されないので食物繊維として重要である。

3. 医薬や衣料に用いられる多糖

(1) 人工皮膚の材料としてのキチン

火傷などで皮膚が損傷すると, 体液が流出したり細菌が進入したりして生命が危ぶまれる状態を生じる。それをいち早く防ぐため用いられるのがN-アセチルグルコサミンの重合体であるキチンを材料とした人工皮膚である(図3－5)。キチンは, カニやエビの甲羅にたくさん含まれる成分である。

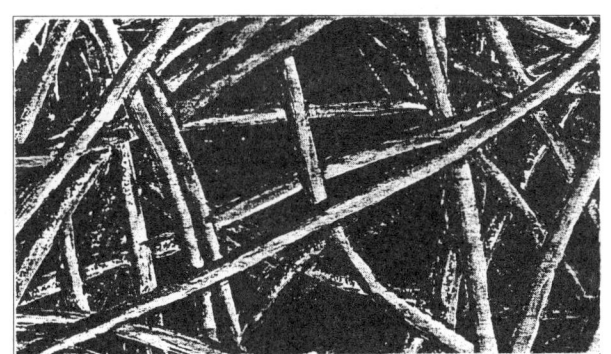

多糖キチン繊維が織りなす人造皮膚の電子顕微鏡像。人工皮膚はベスキチンの商標でユニチカから市販されている。キチンは, 図上部の化学構造式でわかるように, N-アセチルグルコサミンを構成単位とする多糖類である。

図3－5 人造皮膚の構造 (『糖鎖の科学入門』岩瀬仁勇他, 培風館)

(2) 制ガン物質としての多糖

きのこ (しいたけ, すえひろたけ, かわらたけ) に含まれる多糖レンチナンやシゾフィランはグルコースからなる多糖であるが, 澱粉がα結合であるのに対し, β結合で枝のある構造をした多糖である (βグルカン)。これらの多糖は人間の体の中の免疫系を賦活させて制ガン活性を持つ (図3－6)。

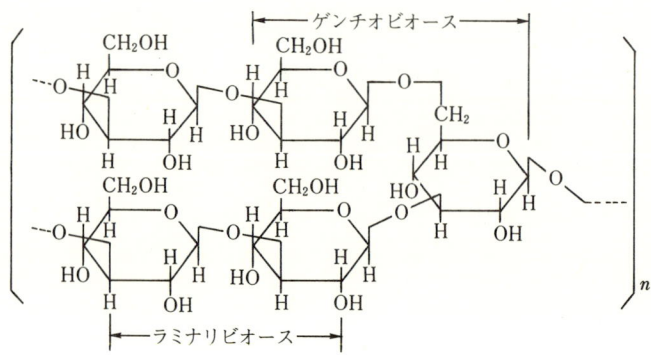

図3－6　制ガン多糖である β-グルカンの構造

4．綿や麻などの繊維はグルコースのポリマー

　夏，汗を吸い取って涼しい綿や麻の繊維は，グルコースが β-1,4結合して長くつながったもの（セルロース）の集合体である（図3－7）。セルロース表面には水酸基がたくさんあり，それに水分子をよく吸着するため，肌着や夏用の服地として非常によく使われている。また，本，ノート，トイレットペーパーなど多種多様に使われる紙も同じセルロースであるし，血液や水を良く吸収する脱脂綿もセルロースである。

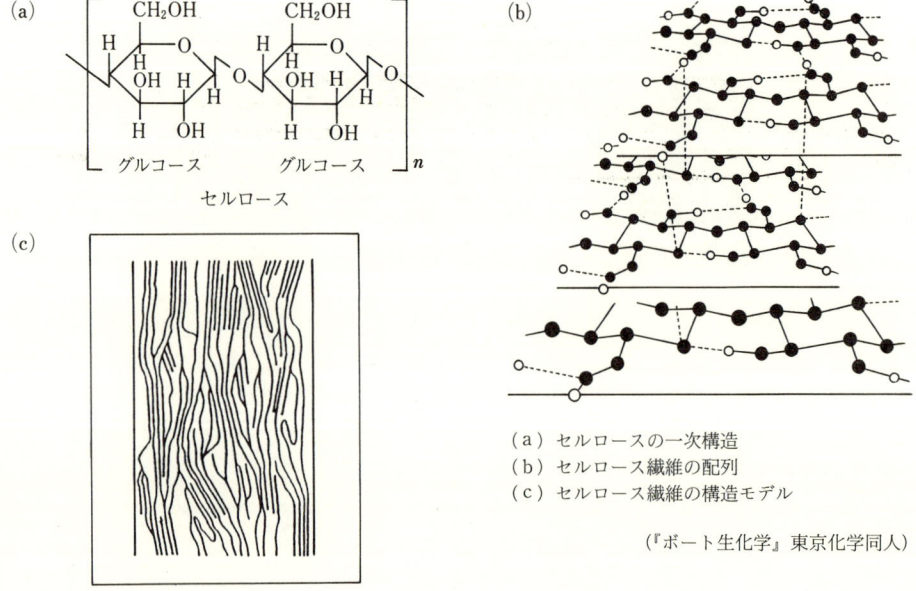

(a) セルロースの一次構造
(b) セルロース繊維の配列
(c) セルロース繊維の構造モデル

（『ボート生化学』東京化学同人）

図3－7　セルロースの構造

5. 血液型を決める糖

　人の代表的な血液型にA，B，O型があり，日本人は特に血液型で性格判断をするのが好きなようであるが，そのような血液型を決めているのも糖の一種である。図3-8に示したように血液型は，O型血液のもとになっているH型物質を基本として，A型はそれにN-アセチルガラクトサミンが結合し，B型はガラクトースが結合している。AB型は，A型とB型の両方の型物質を持っている。これは血液の章で述べるように遺伝的にも規制されている。

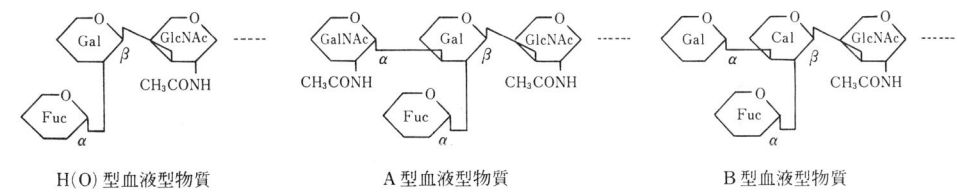

H(O)型血液型物質　　　　A型血液型物質　　　　B型血液型物質

図3-8　ABO式血液型の型物質糖鎖

6. 糖は細胞を認識する

　近年猛烈な食中毒の原因微生物となった大腸菌O-157，インフルエンザウイルスやエイズウイルスの人への感染の第一歩は，その微生物が持っている表面多糖やレクチンという糖を認識するタンパク質によって微生物が細胞に付着することから始まる。このように糖は細胞を認識する物質として働いている（図3-9）。

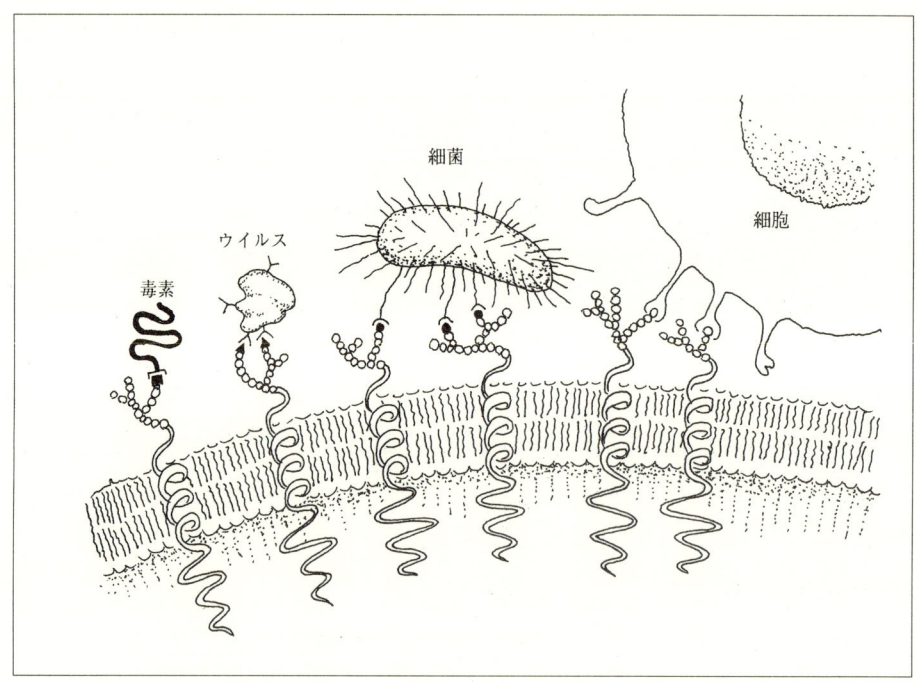

細胞表面の糖鎖は，別の細胞や感染性の細菌，ウイルス，毒素，ホルモンなど多くの分子の接着部位となっている。胚発生や感染などの過程で，この糖鎖が細胞の移動を仲介する。糖がタンパク質に化学的に結合した物質を糖タンパク質，糖が脂質に結合したものを糖脂質と呼ぶ。

図3—9　細胞表面の糖鎖（日経サイエンス増刊「糖鎖と細胞」から）

7．肥満とダイエット

　肥満は大食という言葉に由来しており，1日の食物からの摂取エネルギー量が活動エネルギー（消費エネルギー）量を大きく上まわる日が続くと，余分なエネルギーは体脂肪として蓄積される。体脂肪が体重の25％を超えると肥満となる。簡単には，身長と体重から体格指数（BMI＝体重／身長^2）で求められ，26以上を肥満とする。無理なダイエットは必要栄養素の不足や心身の障害を引き起こしたり，リバウンドをもたらしやすいので注意する必要がある。

第4章 アミノ酸・タンパク質

　人の体を構成している主物質はタンパク質である。代表的な人の体の中のタンパク質を図4－1に示した。これだけでなく生命体の中でありとあらゆる働きがタンパク質によって調節されている。タンパク質はアミノ酸が数珠つなぎになったものであるが，このアミノ酸の並び方は生物の種類，臓器の種類，酵素の種類によって異なり，これは遺伝子によって厳密に規制されている。

　タンパク質を加水分解するとアミノ酸が得られる。即ちタンパク質はアミノ酸から構成されている。

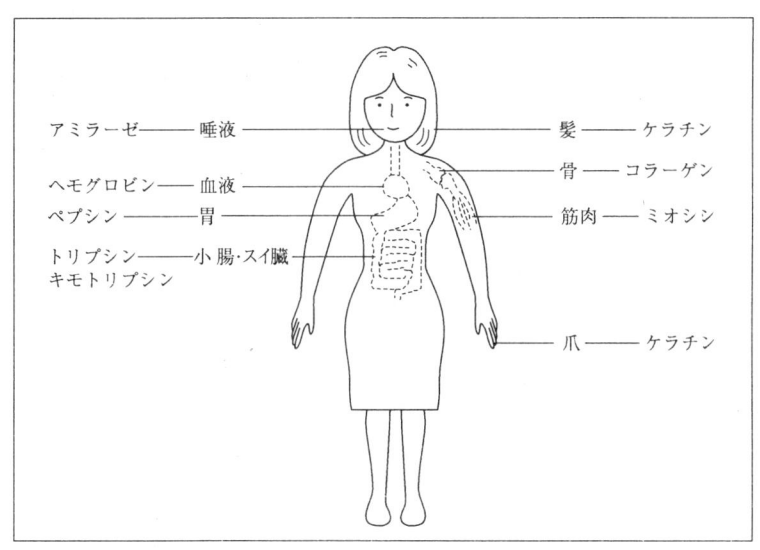

図4－1　人の体の中のタンパク質

1．アミノ酸の構造と種類

(1) アミノ酸の構造

　アミノ酸は図4－2に一般式で示したようにアミノ基とカルボキシル基を持っている。天然に存在するアミノ酸はL型で，タンパク質は約20種類のアミノ酸から構成されている。

$$\begin{array}{c}R\\|\\H_2N-CH-COOH\end{array}$$
アミノ基　カルボキシル基

図4－2　アミノ酸の一般式（Rはアミノ酸の種類で変化する）

(2) アミノ酸の種類

表4－1　アミノ酸の種類と構造

アミノ酸	略号・記号	構造式	アミノ酸	略号・記号	構造式
(1) 簡単な側鎖を有するアミノ酸			(4) 酸性基あるいはその酸アミドを含む側鎖を有するアミノ酸		
グリシン	Gly [G]	H-CH(NH₂)-COOH	アスパラギン酸	Asp [D]	HOOC-CH₂-CH(NH₂)-COOH
アラニン	Ala [A]	CH₃-CH(NH₂)-COOH	アスパラギン	Asn [N]	H₂N-C(=O)-CH₂-CH(NH₂)-COOH
バリン	Val [V]	(H₃C)₂CH-CH(NH₂)-COOH	グルタミン酸	Glu [E]	HOOC-CH₂-CH₂-CH(NH₂)-COOH
ロイシン	Leu [L]	(H₃C)₂CH-CH₂-CH(NH₂)-COOH	グルタミン	Gln [Q]	H₂N-C(=O)-CH₂-CH₂-CH(NH₂)-COOH
イソロイシン	Ile [I]	CH₃-CH₂-CH(CH₃)-CH(NH₂)-COOH	(5) 塩基性基を含む側鎖を有するアミノ酸		
(2) 水酸基(-OH)を含む側鎖を有するアミノ酸			アルギニン	Arg [R]	H-N(C(=NH)NH₂)-CH₂-CH₂-CH₂-CH(NH₂)-COOH
セリン	Ser [S]	CH₂(OH)-CH(NH₂)-COOH	リジン	Lys [K]	CH₂(NH₂)-CH₂-CH₂-CH₂-CH(NH₂)-COOH
スレオニン	Thr [T]	CH₃-CH(OH)-CH(NH₂)-COOH	ヒスチジン	His [H]	(イミダゾール)-CH₂-CH(NH₂)-COOH
チロシン	Tyr [Y]	(6)を参照	(6) 芳香族環を含む側鎖を有するアミノ酸		
(3) 硫黄を含む側鎖を有するアミノ酸			ヒスチジン	His [H]	(5)を参照
			フェニルアラニン	Phe [F]	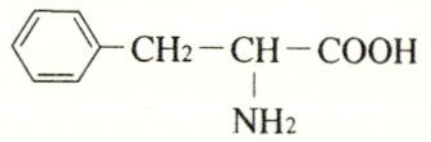 C₆H₅-CH₂-CH(NH₂)-COOH
システイン	Cys [C]	CH₂(SH)-CH(NH₂)-COOH	チロシン	Tyr [Y]	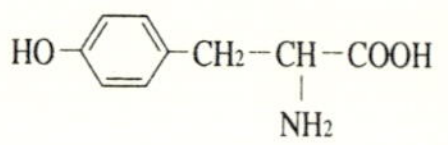 HO-C₆H₄-CH₂-CH(NH₂)-COOH
			トリプトファン	Trp [W]	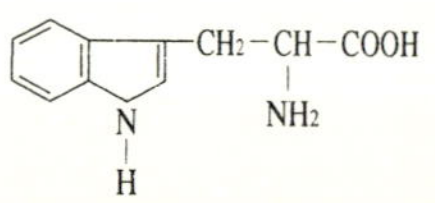 (インドール)-CH₂-CH(NH₂)-COOH
メチオニン	Met [M]	CH₂(S-CH₃)-CH₂-CH(NH₂)-COOH	(7) イミノ酸		
			プロリン	Pro [P]	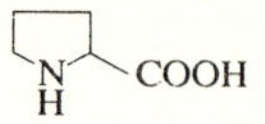 (ピロリジン)-COOH

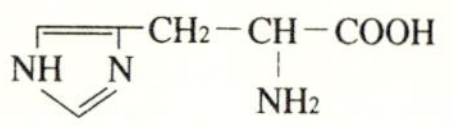

20種類のアミノ酸は側鎖部分の構造の違いでいくつかのグループに分けられる。これらの構造ならびに略号を表4-1に示す。

2．ペプチド

ひとつのアミノ酸のアミノ基ともうひとつのアミノ酸のカルボキシル基が脱水縮合して生じる結合をペプチド結合といい，生成物をペプチドという（図4-3）。2個のアミノ酸からなるものはジペプチド，3個はトリペプチドといい，10個以下のペプチドをオリゴペプチドといい，100個以上が結合したポリペプチドをタンパク質と呼ぶ。

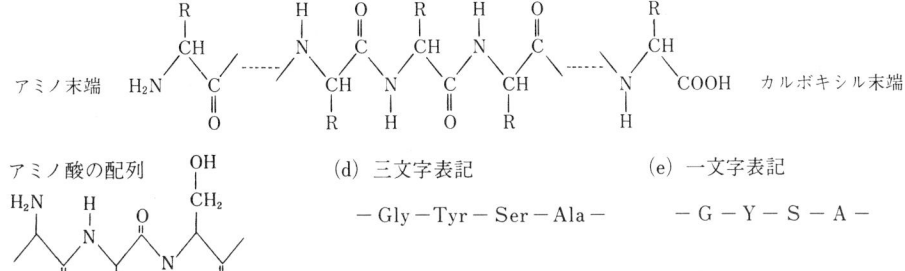

図4-3　ペプチドの構造とアミノ酸配列の表記法

3．タンパク質

(1) タンパク質の構造

タンパク質はアミノ酸が数珠状につながっているばかりでなく，構成しているアミノ酸の違いによって，作られるペプチドは異なった立体配置を取る。

タンパク質の構造を説明する場合，1次構造から4次構造に分けて述べられる（図4-4）。

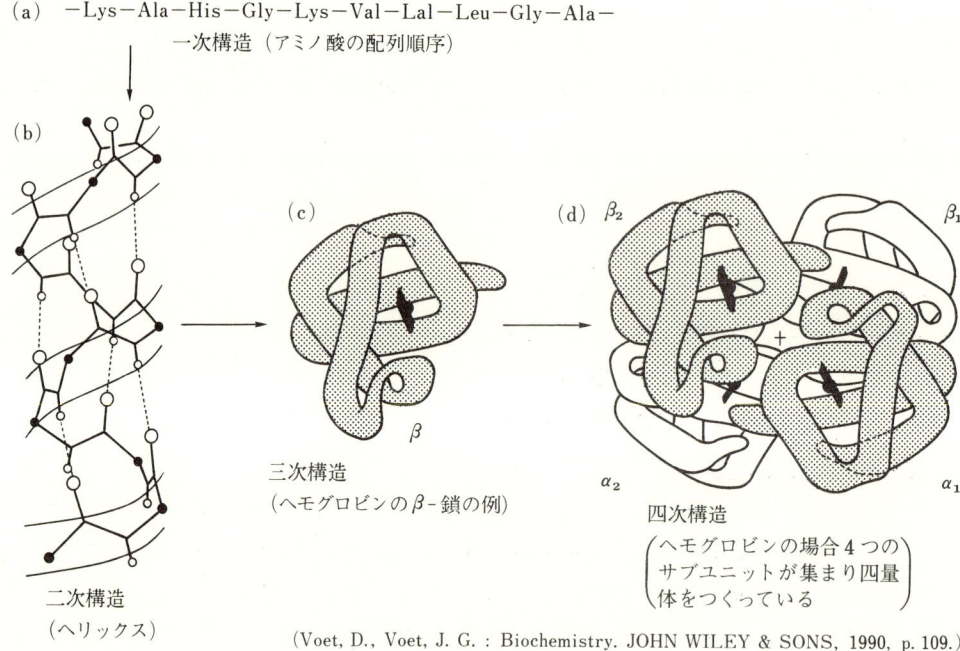

(Voet, D., Voet, J. G. : Biochemistry. JOHN WILEY & SONS, 1990, p. 109.)

図4－4 タンパク質の高次構造

(a) タンパク質の1次構造…タンパク質を構成しているアミノ酸配列をタンパク質の1次構造という。

(b) タンパク質の2次構造…タンパク質の1本の主鎖(側鎖をふくまない)が作る立体構造を2次構造という。螺旋状に巻いた構造を α ヘリックスといい，ひだ状に折り畳まれた構造を β 構造という。

(c) タンパク質の3次構造…2次構造を取っているタンパク質の主鎖が側鎖間の水素結合，S-S-結合，疎水結合などの相互作用でさらに折り畳まれた立体構造を3次構造という。

(d) タンパク質の4次構造…3次構造を取っているタンパク質が複数個非共有結合で会合して，特定の立体配置を取り機能を果しているものを4次構造という。

(2) タンパク質の消化と人体への吸収

　私達は魚を食べても肉を食べても人の体の組織として再構成している。これは消化吸収という過程を経て遺伝子の情報に従ってタンパク質が合成されるからである。口から入ったタンパク質は胃の中の酵素ペプシンでかなり小さく分解され，さらに小腸で膵臓から分泌されるトリプシン，キモトリプシン，カルボキシペプチダーゼ等によって分解され，ジ

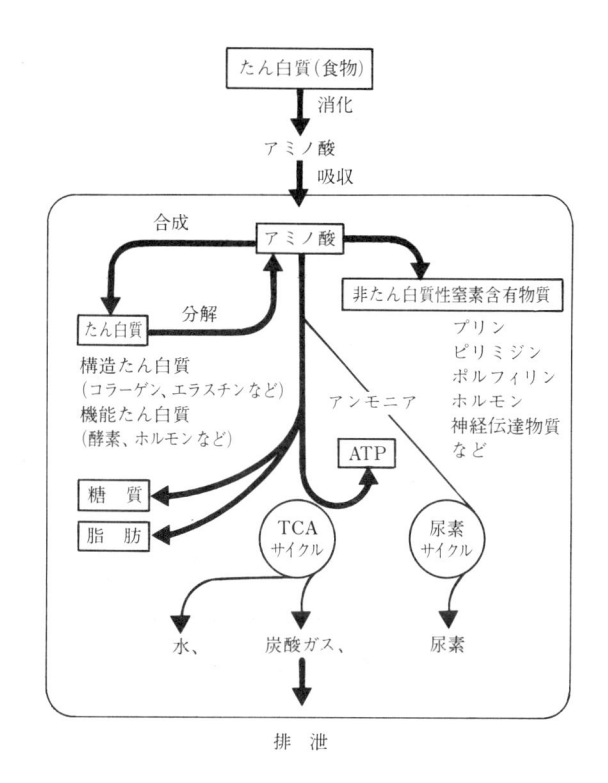

第4章 アミノ酸・タンパク質　33

図4—5　タンパク質の消化，吸収と排泄

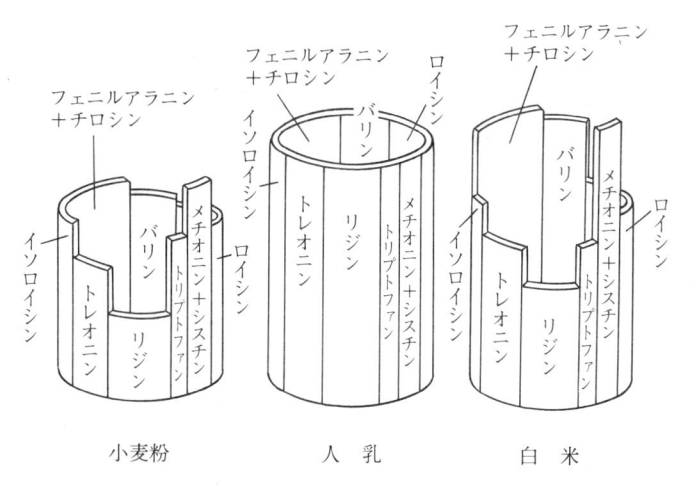

図4—6　タンパク質の栄養価を示す"おけ"の水

必須アミノ酸が多く，しかもバランスがとれていればタンパク質の栄養価は高い。上記のような"おけ"の横板のうち1枚でも短いと，水は一番短いところまでしか入らないように，タンパク質中の最も不足する必須アミノ酸が栄養価を決定してしまう。一般に穀類など植物性タンパク質はリジンなどが低いため，栄養価が低くなる。

（『いのちと暮しのケミ・ストーリー』近畿化学協会編）

ペプチドまたはトリペプチドの形で小腸粘膜から吸収され，小腸粘膜に存在するジペプチダーゼやアミノペプチダーゼの作用をうけてアミノ酸まで分解される。吸収されたアミノ酸は，細胞内のリボゾウム状で遺伝子の制御の下にタンパク質に再構成される。アミノ酸の中には自分の体内で合成することのできないものがある。これらのアミノ酸は食品から摂取しなければならない。これらのアミノ酸を必須アミノ酸という。人の必須アミノ酸はイソロイシン，ロイシン，バリン，トレオニン，フェニルアラニン，メチオニン，リジン，トリプトファンの8つである。

(3) 食品の中に含まれるタンパク質

私達が日常食べている食品の中には，いろいろなタンパク質が含まれている。

栄養的にもバランスのとれている卵の中には卵白アルブミン，卵黄アルブミンがあり，牛乳にはカゼイン，トウフには大豆グロブリン，米にはオリゼニン，小麦粉にはグルテン，肉にはミオシンがある。しかし米や小麦粉には，せいぜい10〜20％しかタンパク質が含まれないので，これだけでタンパク質を摂取することはむずかしい。

卵，牛乳，魚等をバランスよく食べて，1日60〜80g/60kg体重のタンパク質をとる必要がある。

(4) ペプチドホルモン，インシュリンとグルカゴンと糖尿病

我々の血液は常に一定量の糖を含む状態に保たれている。食事後，腸から吸収されたグルコースが血管の中に入ると，ただちに膵臓からインシュリンというタンパク性のホルモン（図4−7）が出されて，糖は肝臓に運ばれてグリコーゲンとして貯えられる。運動等をして，血管内のグルコース量が不足すると，ただちに膵臓からグルカゴン（図4−8）というペプチドホルモンが出されて，肝臓でグリコーゲンがグルコースに分解されて血管に放出される。このように，インシュリンとグルカゴンが交互に膵臓から出

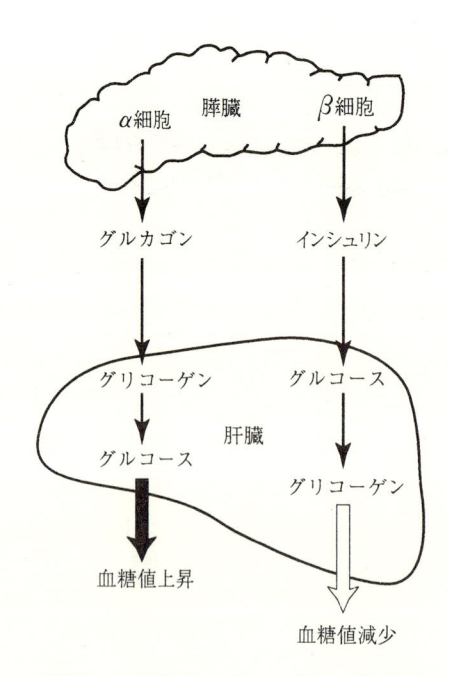

図4−7　インシュリンとグルカゴンの働き

されることによって，血管中の糖の濃度が一定値を保っている。

　ところが，中年になり肥満がはじまると，いままで供給していたインシュリン量では血糖値を下げることができず，インシュリン不足状態がおこる。太った状態が続くと，インシュリンを生産しても追いつかず，ついに疲れて生産が減少してしまうわけである。これが一番多いタイプの糖尿病である。これは，初期段階であれば，カロリーコントロールで正常にもどすことができる。その他，①膵臓のβ細胞が壊れてインシュリンの生産ができない，②生産されたインシュリンが正常でない。これらの場合はインシュリンを投与する必要がある。また，まれだが，③肝臓にあるインシュリン受容体に問題がある場合がある。この場合はインシュリンを注入しても効果がない。

　糖尿病は，そのままにしておくと体が消耗し，様々な合併症を引き起こすから医師の正確な診断が必要となる。

●インシュリンの一次構造

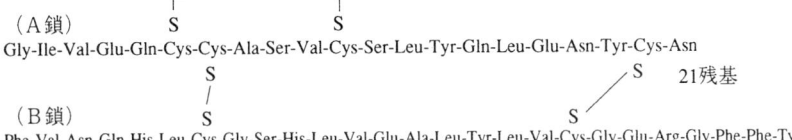

（A鎖）
Gly-Ile-Val-Glu-Gln-Cys-Cys-Ala-Ser-Val-Cys-Ser-Leu-Tyr-Gln-Leu-Glu-Asn-Tyr-Cys-Asn

21残基

（B鎖）
Phe-Val-Asn-Gln-His-Leu-Cys-Gly-Ser-His-Leu-Val-Glu-Ala-Leu-Tyr-Leu-Val-Cys-Gly-Glu-Arg-Gly-Phe-Phe-Tyr-Thr-Pro-Lys-Ala

30残基

●グルカゴンの一次構造

His-Ser-Gln-Gly-Thr-Phe-Thr-Ser-Asp-Tyr-Ser-Lys-Tyr-Leu-Asp-Ser-Arg-Arg-Ala-Gln-Asp-Phe-Val-Gln-Trp-Leu-Met-Asn-Thr

29残基

図4－8　インシュリンとグルカゴンの一次構造

第5章 髪とヘアケア

　昔から烏の濡れ羽色とか丈なす黒髪とかいって，日本人は黒い髪を大事にしてきた。人が怒れば髪は逆立ちし，深い心配事があれば一夜にして白髪になり，薬の副作用で抜けてしまう。この頃は茶髪や紫髪も珍しくなくなったが，髪はおしゃれと同時に頭の保護など健康の面から私達の身体の大切な一部であり，体と心のバロメーターである。

1．髪の構造

　毛髪は α ケラチンという機械的耐久性の強い蛋白質からできている。電子顕微鏡で，普通私達が髪の毛といっている毛幹の構造を観察すると，図5－1のように3層からなっていることが分かる。外側からキューティクル，コルテックス，メデュラと呼ばれている。

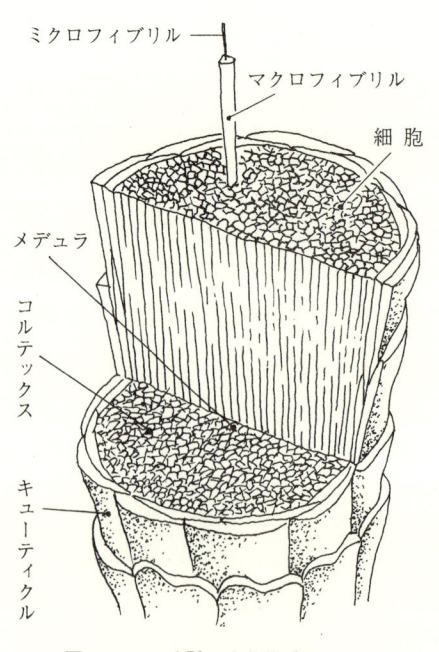

図5－1　毛髪の全体構造
（図の著作権Ⓒ by Irving Geis）

　キューティクルは硬い蛋白質で髪の15％を占め，髪の保護やつや出しの役割を担っている。コルテックスは髪の主成分（約82％）でメラニンを多く含む蛋白質で，髪の太さ，柔らかさ，弾力性，色を決める役割をしている。メデュラは多孔質の蛋白質で，その役割はよく分かっていない。

　髪の直径は約20μmで死んだ細胞からできており，その中にマクロフィブリル（直径約2000オングストローム）があり，さらにその中にミクロフィブリルが図のように詰まっている。ミクロフィブリルの中には，図5－2のようにケラチンが二重コイル状態で詰まっている。ケラチンは皮膚，毛，角，爪，羽毛などに存在する硬い蛋白質で，アミノ酸の中でも含硫アミノ酸であるシスチンを多く含んでいる。

図5-3に模式的に示した。髪の硬さを保っているのは，多量に含まれるシスチンがケラチン蛋白質の主鎖と主鎖をS-S結合で強固に結びつけており，その間に水素結合や疎水結合，イオン結合等が存在して蛋白分子間の結合を強くしているからである。

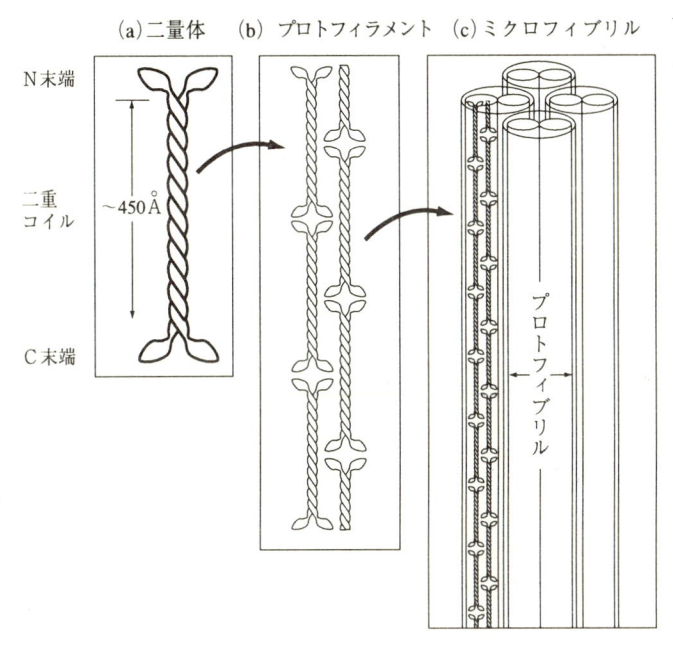

(a) I型，II型αケラチン各1本ずつの中心部310残基が巻き合って二重コイルになる。N，C両末端のふくらんだ部分のコンホメーションは不明。(b)頭と尾を接して会合した二重コイル分子が逆平行に食い違って会合し，プロトフィラメントになる．(c)プロトフィラメント2本が二量化してプロトフィブリルとなり，それが4つ集まってミクロフィブリルになる。しかしその詳細は不明。
(『ヴォート生化学』東京化学同人)

図5-2 αケラチンの構造

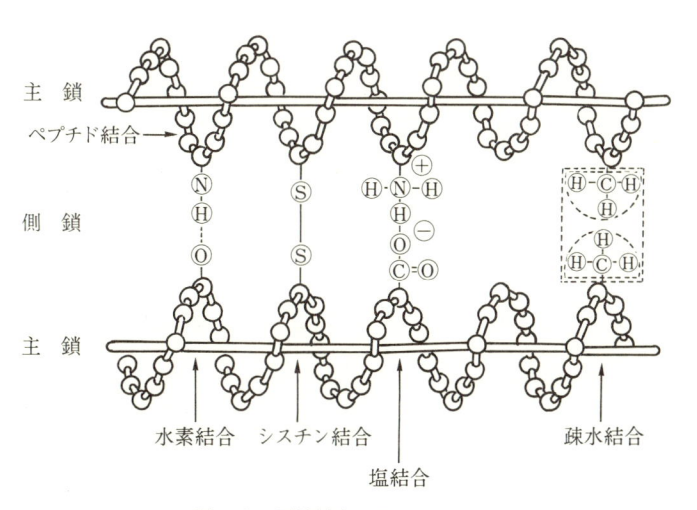

図5-3 髪の毛の側鎖結合 (『ヘアケアの科学』掌華房)

2．毛根の構造

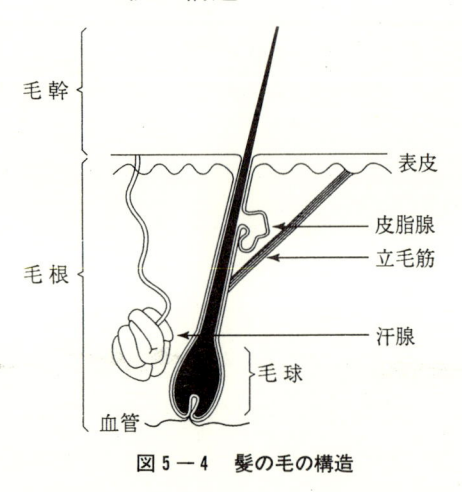

図5－4　髪の毛の構造

毛幹／毛根／毛球
表皮／皮脂腺／立毛筋／汗腺／血管

　髪を引っ張って抜くと，根っこに白いものがついて抜けてくる。それが皮膚内に隠れている髪の毛根部で，白い部分の先端が毛球といわれる所で，そこの毛母細胞が血管から栄養を採って盛んに細胞分裂をし，角化して髪を作り出している場所である（図5－4）。

　髪への栄養，メラニンの供給などをうけて髪製造を一手に担っている場所であるから，絶えず清潔に，皮膚吸収，新陳代謝をよくしておく必要がある。

3．世界の人々の髪のいろいろ

　表5－1にヨーロッパ，アジア，アフリカの人々の代表的な髪の種類をのせた。日本人

表5－1　世界の人々の髪の毛の比較

	日本人・中国人など	欧米人など	赤道付近の人など
外観	（モンゴロイド系）	（コーカサス系）	（ニグロイド系）
髪の形状	直毛（ストレートヘア）	波状毛（ウェービーヘア）	縮毛（カーリーヘア）
断面形状			
毛根の形状			

は直毛で黒色の髪が多い。髪の色は，ユーメラニンの量で決まる。黒い髪はブラウンの1.2～1.3倍，ブロンドの3倍量のユーメラニン量を含んでいる。

4．パーマの科学

　パーマは，髪のタンパク質としての性質を巧みに利用して髪にウェーブを付けたり，癖毛をストレートに見せたり，髪に変化をつける方法である。原理は，①髪の中にたくさん存在するシスチンのS-S結合を還元剤を用いて切断して，シスチンをシステインにする。②酸化剤を用いて酸化し再度S-S結合を作らせる。実際には図5－5のように髪をロッドで巻いて還元酸化を行うと，ロッドで巻かれて物理的に近づいたシステイン残基が酸化でS-S架橋するので，ロッドの大きさと同じウェイブが再構築されることになる。さらに薬品を髪に浸透させるためのアルカリ液や髪を傷めないための安定化剤など様々な薬を一緒に用いている。

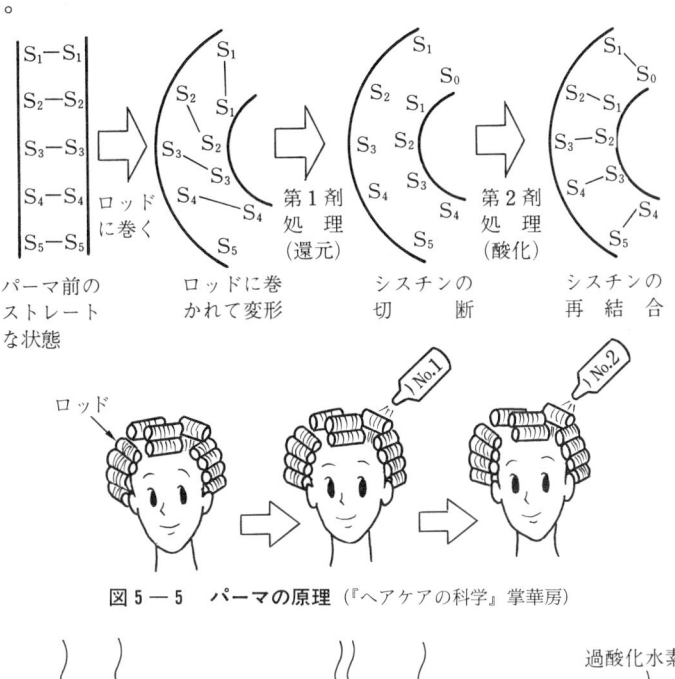

図5－5　パーマの原理（『ヘアケアの科学』掌華房）

$$-S\text{-}S- + 2HSCH_2COOH \longrightarrow -SH\ HS- + \begin{array}{c}SCH_2-COOH\\|\\SCH_2COOH\end{array} \xrightarrow{H_2O_2} -S\text{-}S- + 2H_2O$$

髪のケラチン　　チオグリコール酸　　　還元　　　　　　　　　　　　　　　　過酸化水素　　　酸化

5．ヘアーダイ

ヘアーダイには一次染色と永久染色の2種類がある。一次染色はカラーリンスとかヘアーマニキュアといわれるもので，髪ケラチンタンパク質の塩基性アミノ酸の側鎖にあるアミノ基に酸性の色素をイオン結合させて毛髪内部の表面層だけを着色する。これはシャンプーする度に脱色される。永久染色はヘアーダイとかヘアーカラーと言われるもので，髪の内部全体に色素液を進入させて不溶性の色素沈着として止まらせるもので，芳香族アミンを酸化させることによって髪の中で不溶にする（表5－2）。

表5－2　カラーリンス（酸性染料）と永久染毛剤（酸化染料）の違い

分類	染料	pH	メカニズム	染まり
カラーリンス	酸性染料 橙色 205号 紫色 401号 黒色 401号 等 （ヘアマニキュアも同様）	酸性 pH 3～4	毛髪の表面層に浸透し，毛髪のアミノ基とイオン結合 $-NH_3^+\ DSO_3^- \rightarrow -NH_3O_3SD$ $-COOH \rightarrow -COOH$ $-NH_3^+\ DSO_3^- \rightarrow -NH_3O_3SD$ （D＝染料）	毛髪内部の表面層だけ着色
永久染毛剤	酸化染料 ・パラフェニレンジアミン ・パラアミノフェノール ・トルエン2-5ジアミン ・レゾルシン ・パラアミノオルトクレゾール ・メタフェニレンジアミン 等	中性 ～ アルカリ性 pH 6～10	毛髪内に深く侵入し，染料同士が酸化重合 （発色）（青色） 過酸化水素による脱色 過酸化水素による重合	毛髪内部まで着色

（『ヘアケアの科学』掌華房）

6．ふけ

頭の新陳代謝が活発になり，細胞の角化がすすむとふけになる。ふけの起こる原因は，微生物による皮脂分解物や紫外線による刺激，ストレス，刺激物，酒，糖の取り過ぎ，またはヘアーダイによる皮膚のアレルギーなどである。髪をいつも清潔にして，ストレスをためない生活をする必要がある。

7．ヘアー・ケア

髪は絶えずほこり，整髪剤，髪の表皮にある皮脂腺から出る油，汗，ふけ等によってよごれている。適当な湿度やふけ，よごれ等のタンパク質は，微生物にはかっこうの生育条件となり，さらにふけを増やす原因となる。きれいな髪を保つためには頭皮をいつも清潔にしておく必要がある。

7－1　シャンプー

図5－6に1週間のシャンプーの回数と髪の傷み具合を示した。毎日シャンプーしている人が，週2回シャンプーしている人に較べて約3倍髪が傷まないことがわかる。但し，シャンプーの仕方（例えば髪をこすったり，シャンプー液が残ったり）によっては髪にも頭皮にも悪い結果となる。

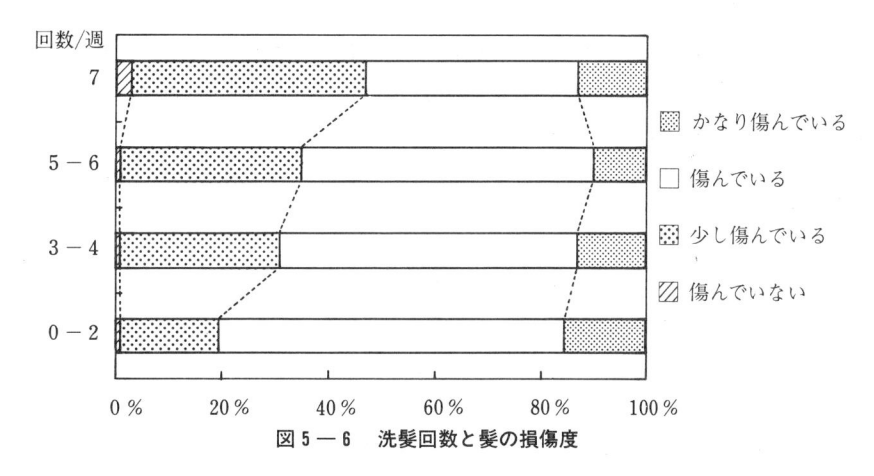

図5－6　洗髪回数と髪の損傷度

また，パーマをかけている人は，洗髪時に，かけていない人の3倍量の髪のタンパク質が抜けていくから，洗髪後，髪への栄養をしっかり与えるようにしなければならない。

7－1－a　シャンプーの原理

シャンプー液は，長い疎水性の基の片端に親水性の基をつけた界面活性剤である（図5－7）。この疎水性の基が髪についているよごれと親和性があり，よごれをとりかこんで髪からはがす役目をする。親水性の基があることによって，水に充分溶け，水の中によごれを溶け出させることができる（図5－8）。

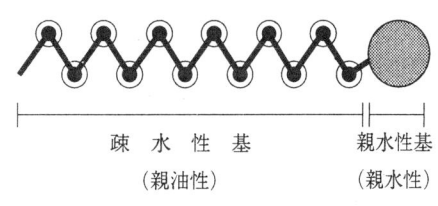

図5－7　界面活性剤の構造

図5-8　洗髪の過程図

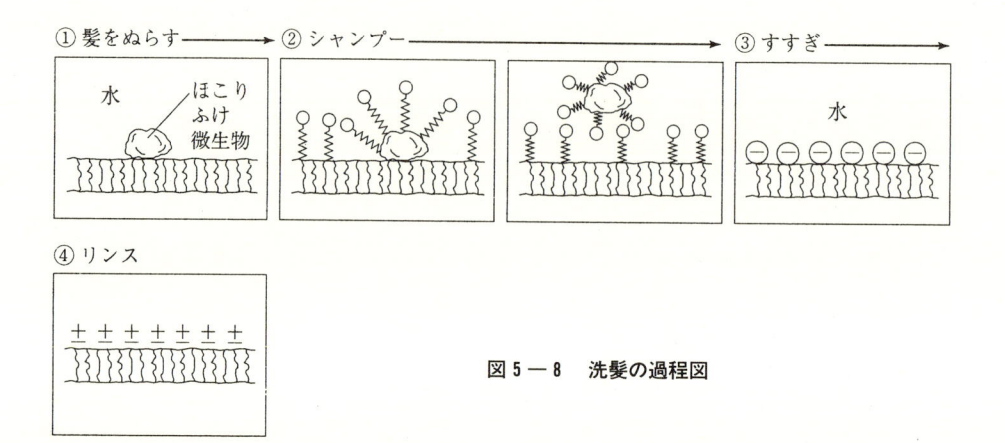

7-2　リンス

　洗髪後石けんが少しでも残ると、髪は(－)に荷電して、乾いた後パサパサになる。そこで、この(－)電荷を中和するために使用するようになったのが、(＋)の電荷を持ったリンス液である。しかし、現在はシャンプー液も良くなったため、洗髪によって失われた油分を補い、静電気の発生を抑えてほこりを付きにくくするのに用いる。

7-3　トリートメント

　トリートメントは、リンス効果とさらに髪の内側までトリートメント液を浸透させることによって、髪の毛の内側から強化して傷んだ髪をもとの髪に近づける（図5-9）。
　リンスはシャンプーの度に行う方がよいが、トリートメントは髪の傷みにあわせて、数回のシャンプーに一度の割合でよい。

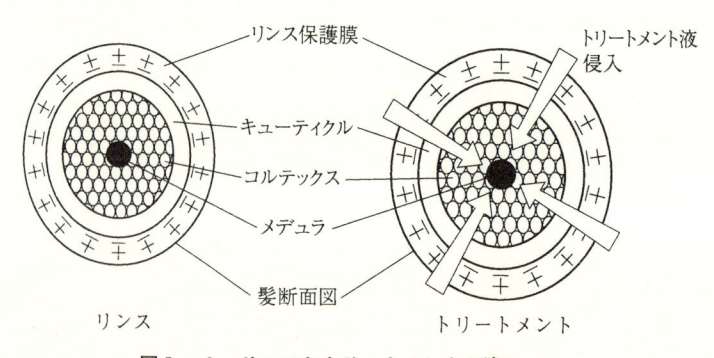

図5-9　リンスとトリートメントの違い

第6章　紫外線と日焼け

　紫外線による日焼けは皮膚の色を黒くするだけでなく，皮膚の老化や皮膚ガンを引き起こす原因となる。皮膚の保護という面からはなるたけ紫外線にあたらない方がよいが，骨をつくるビタミンDの活性化の面からは紫外線が必要である。この章を読んで上手に紫外線を利用しよう。

1．太陽光線

　我々はいろいろな太陽から出る光を利用して生活している。光はそれぞれ振幅を持った波である。図6－1に光線の種類と波長の関係を示す。

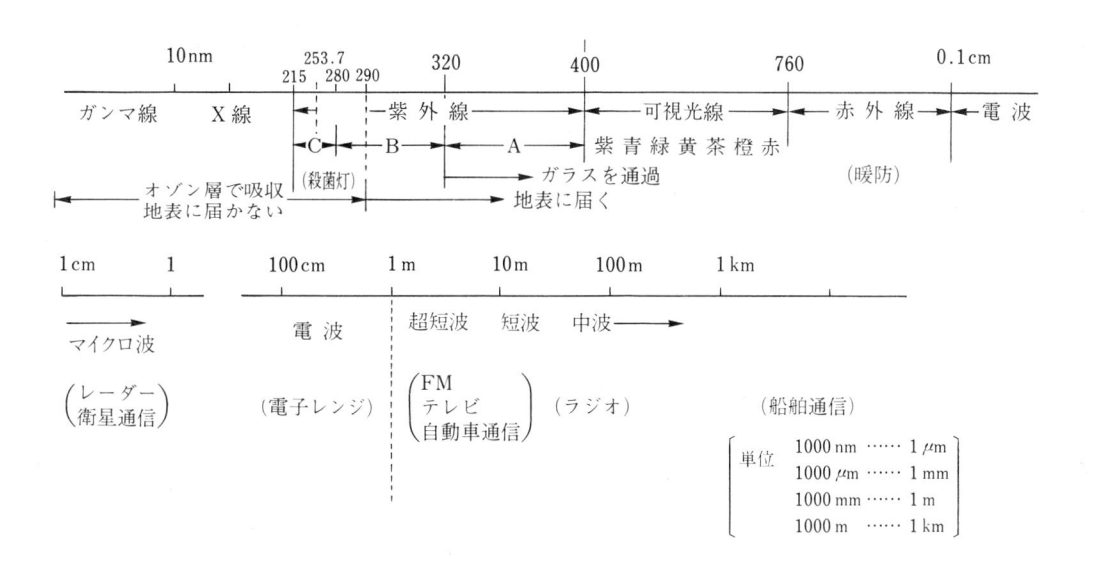

図6－1　光線スペクトル

　ガンマ線，X線及び紫外線の一部はオゾン層に吸収されて地上には届かない。これらの光線は長く浴びると体の弱い部分（目，甲状腺，子宮など）が壊されて人間の生存が危ぶ

まれる状態になるが、幸いなことにオゾン層が吸収してくれるために安心して生活を営むことができる。近年オゾン層がフロンガスなどで破壊されているが、これが続くと生物は地球に存在できなくなる。

2．紫外線の種類と性質

　紫外線には波長の短いほうからＣ紫外線，Ｂ紫外線，Ａ紫外線の3種類がある。このうちＣ紫外線とＢ紫外線の一部はオゾン層に吸収されるので，地上で我々が浴びるのはＢ紫外線の一部とＡ紫外線である。図6－2に示すようにＢ紫外線は皮膚の上層までしか届かないが，Ａ紫外線は真皮まで到達する。Ｂ紫外線は窓ガラスや雲を透過しないが，Ａ紫外線はどちらも通るので部屋にいても浴びることになる。

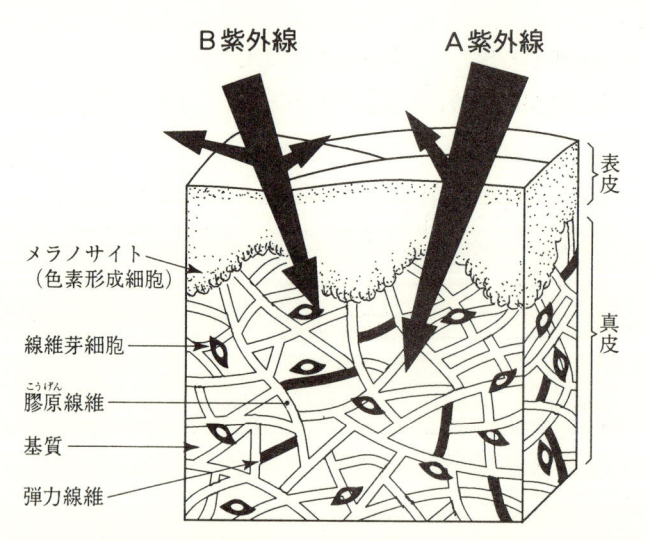

図6－2　Ａ紫外線とＢ紫外線（サクセスフルエイジングセミナー，SHISEIDO）

3．日焼け

日焼けには2種類がある。紅斑（Sunburn）と色素沈着（Suntan）である（表6－1）。

表6－1　B紫外線とA紫外線

	B紫外線(UV-B)	A紫外線(UV-A)
特徴	B紫外線は，主に肌表面の表皮層に作用し，その働きは急激でサンバーンを起こさせ，シミ・ソバカス・乾燥の原因になる。	A紫外線は，波長が長く肌深部の真皮層まで到達し，レジャーやアウトドアスポーツで起こるような急激な作用はないが，日常の生活（買物や洗濯物干し）で知らず知らずのうちに長い間浴び続けることにより，紫外線の悪影響が蓄積し，肌に様々な影響を与える。また，雲や霧，窓ガラスも透過する。
皮膚の通過度	・表皮内で，ほとんど散乱，吸収される。	・35～50%が表皮を通過し，真皮まで到達する。
皮膚への影響（表皮）	・サンバーン 　皮膚に炎症，紅斑を起こす。 ・サンタン（2次黒化） 　2～3日後赤みがひいた後メラニン色素が生成され色素沈着が起こる。 ・皮むけが起こる。 　破壊された表皮細胞を修復する過程で，角化異常が起こるためである。 　その結果，角質層が厚くなり角質層中の水分量が減少し肌あれ状態になる。	・1次黒化 　既存のメラニン色素が酸化されて一時的により黒くなる。 ・サンタン（2次黒化） 　UV-B程の強さはない。 　UV-Bによるものと違い，紅斑が起こらずに，メラニン色素が生成され色素沈着が起こる。 ・UV-Bの悪影響を増大させる。
皮膚への影響（真皮）	・真皮内の線維質（弾力線維・膠原線維）を，変質させる。	・真皮内の線維質（弾力線維・膠原線維）を，変質させる。 ・UV-Bの悪影響を増大させる。

（『美しく年を重ねるヒントⅡ』求龍堂，1990）

(1)　紅　斑

晴天の日に20～30分太陽にあたると，4～12時間後に皮膚が赤くなり熱を持つ。10～24時間で最高に達し，その後おさまる。これは皮膚がB紫外線を浴びたために，皮膚細胞のアラキドン酸からプロスタグランジンにいたる系が活性化され，血管を拡張させるためといわれている。このときヒスタミン放出の系は働かない。

(2)　色素沈着

　a．即時性色素沈着…日光照射中，照射後灰褐色の色素沈着が起こり数時間で消失する。これはA紫外線で起こるから窓越しにも起こる。

　b．遅発性色素沈着…B紫外線の照射後約10時間で出現して，4～10日で最強に達し数カ月持続する。メラニンの合成が促進されメラノサイト（メラニ

ン含有細胞）から他の細胞にメラニンの供給が起こる。海水浴でついた水着の跡がいつまでもとれないのは，このためである。

4．日光と皮膚の老化

日光は皮膚の老化を促進する。皮膚の保水力を失わせ，シワを形成し，色素沈着，角質化を促進する。

(1) 日光と皮膚ガン

顔や首筋など日光によくあたる部分によく発生する。白色人種が黄色人種や黒色人種よりできやすい。

(2) サンケア

UV-BとUV-Aの光線から皮膚を保護するためにサンケア商品がたくさん出回っているが，これには2つのタイプがある。①紫外線の光エネルギーを吸収して熱エネルギーに変える紫外線吸収剤，②紫外線を乱反射させて透過を防止する紫外線散乱剤である。実際にはUV-B吸収剤がほとんどで，短期間に塗りなおさないと効果がうすい。紫外線カットの表示はSPF(Sun Protection Factor)で表す。数字が大きいほどカット力が強い。

例えば，SPF10は，それをつけない時に皮膚が浴びる紫外線量の10倍量を浴びた時と同じ量になるという意味で，即ち10倍量紫外線をカットできるということである。

また，UV-Aカットの表示はPA（protection grande of UV-A，＋：効果あり，＋＋：かなり効果あり，＋＋＋：非常に効果あり）で表す。

5．紫外線の量と強さ

図6−3に紫外線の量と強さの月による変動を示した。意外と5月が強いので要注意である。環境による紫外線の反射（図6−4）では，雪による反射が強く芝生がよく吸収することが分かる。

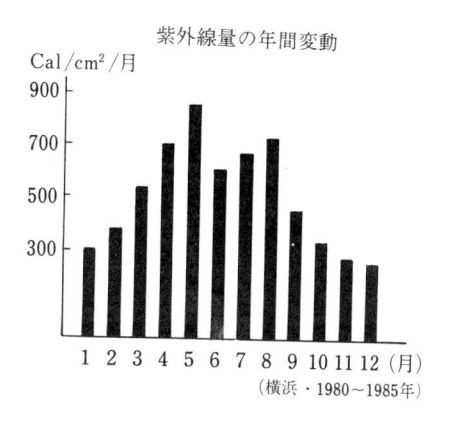

図 6 — 3　紫外線量の年間変動
〔1カ月間に降り注いだ紫外線の合計量〕
(『美しく年を重ねるヒント』求龍堂, 1990)

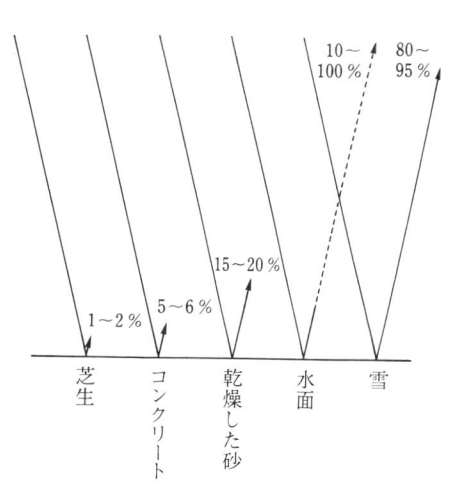

図 6 — 4　環境による紫外線反射の違い
(『美しく年を重ねるヒント』求龍堂, 1990)

第7章 皮膚と化粧

　外国人と話をしていると，日本人の女性は肌がきれいでシワがない，だけどメーキャップは自分たちの方が上手だという。どんなに肌理の細やかな肌でも，いろいろな内的，外的要因によって老化していく。ここでは皮膚の構造，基礎化粧，メーキャップに分けて話を進める。

１．皮膚の構造

　図７－１に皮膚の構造を示す。皮膚は体の表面を覆い，水分を保ち，外部からの刺激から体をまもり，若さ，老いの表現の場でもある。一番上の角質層がはがれ落ちるのが垢である。

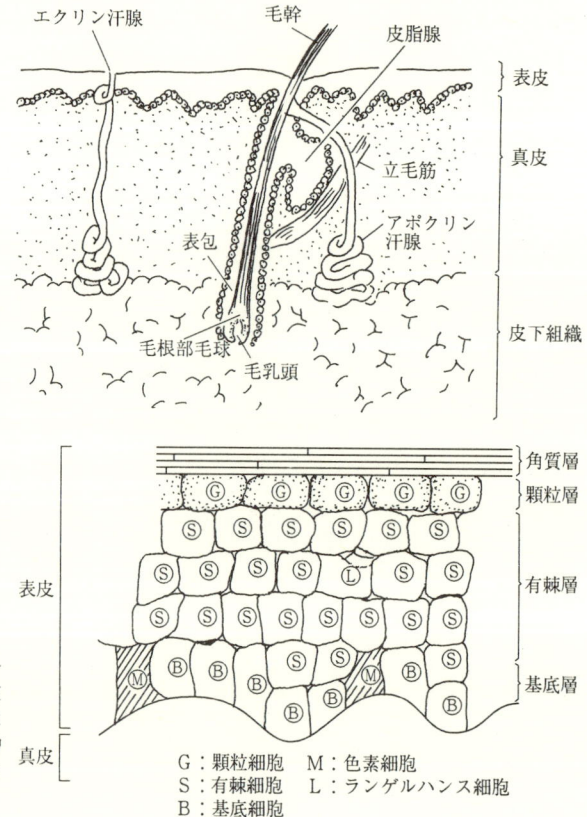

　表皮は皮膚の最外層にあり，厚さ0.04～0.06mmである。表皮の下には真皮と皮下脂肪組織があり皮膚全体で厚さは1.5～4.0mmである。基底細胞は分裂増殖し，約2週間で角質層に達し，そこに2－4週間とどまった後はがれる。

G：顆粒細胞　　M：色素細胞
S：有棘細胞　　L：ランゲルハンス細胞
B：基底細胞

図７－１　表皮の構式図

2. ニキビ

ニキビは青春のシンボルと言われるほど思春期にできやすいが，これはホルモンのバランスが崩れて男性ホルモンが多く分泌されると，皮脂腺の働きが活発になり皮脂の量が多くなるからである。皮膚も硬くなって毛穴がせばまり詰まりやすくなる。これでニキビができる。ニキビができると，毛穴につまった皮脂に細菌がついて炎症を起こしニキビを悪化させる。その他，ストレス，睡眠不足など体調が悪いとニキビができる。洗顔をよくしていつも毛穴に詰まった皮脂を取り除いておくことが肝心である（図7－2）。

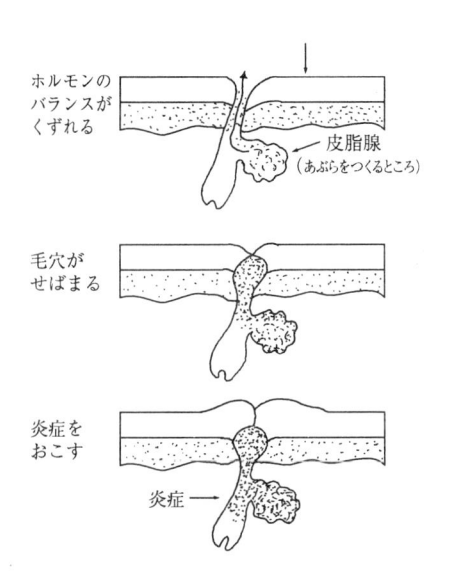

図7－2 ニキビのでき方

3. シミ・ソバカス

紫外線を浴びたり，ホルモンのバランスが悪くて色素細胞が働き，メラニン色素が沈着した状態がシミである。

ソバカスは，遺伝的要素も強く，紫外線を浴びることによって，さらに濃くなってくる。紫外線を避け，ストレスをなるたけ作らないようにし，日焼けをしたら新陳代謝をたかめて，早めに黒ずんだメラニン色素細胞の交替を促そう。

4. 肌アレ・小じわ

肌アレ・小じわは，肌の水分量が減少することによって起こる。肌の水分量10～20%を常に保つには，肌の乾燥を防ぎ，毛細血管等の働きを強めて常に新陳代謝をよくしておくことが大切である。

小じわは，年をとると水分を肌に保てなくなり，肌の弾力性が弱まることによりよく起こる。

5．汗

　汗腺には，図7－1にあるようにエクリン汗腺とアポクリン汗腺がある。エクリン汗腺は体温の調節をしており，人類と猿のみに存在する。アポクリン汗腺は体臭のもととなる臭気腺である。表7－1にエクリン汗腺の体の部分による分布を載せた。特に手のひら，足の裏に多いことがわかる。汗は副交感神経によって調節されており，暑かったり，緊張すると発汗量が多くなる。汗の成分は99％が水分で，残りの1％に食塩と尿の成分が含まれる。

表7－1　エクリン汗腺の分布（平方インチ）

手掌	2736	足背	924
足底	2685	下肢	576
手背	1490	頬	548
額	1258	頸・項	417
前腕伸側	1093	背・腰	417
前腕屈側	1123		

(Kuno, Y.: The physiology of human perspiration, J.A. Churchill Ltd., Lond. 1934 より)

6．皮膚の老化

　女にとって大敵なのが顔や首筋のしわ，肌のくすみなど老化の兆候である。皮膚の老化は，皮膚細胞が十分に水分を保てなくなったことを示している。これは年齢とともにホルモン機能が衰えること，DNAが紫外線や食べ物，嗜好品など種々の条件で傷つけられること，免疫系統が衰えること等年齢とともに避けられない現象である。これをいくらかでも防ぐためには，①バランスの良い食事，②適度の運動，③ストレスを貯めない，④日光に長くあたらないなどに気をつけ，積極的で，気分を若く保つことも必要である（図7－3，4）。

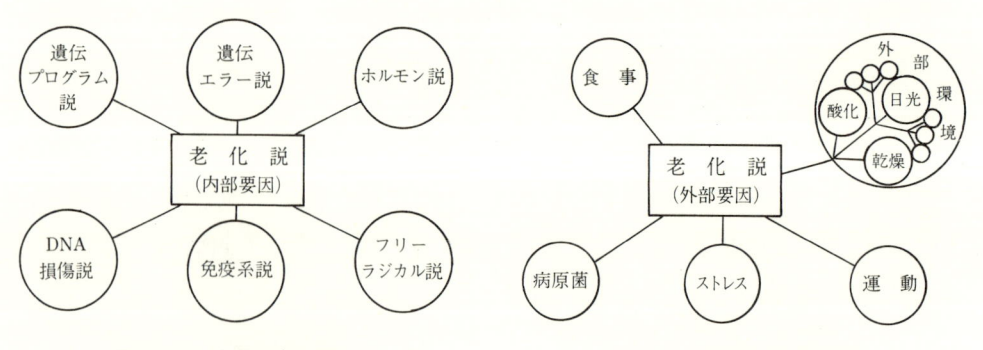

図7－3　老化の内的要因
（資料：尾沢達也，資生堂）

図7－4　老化の外的要因
（資料：尾沢達也，資生堂）

7．基礎化粧品

　化粧水は肌に水分を補給するのが主目的である。乳液はさらに補給した水分が逃げないようにカバーする役目がある。毎日きれいに洗顔をして，毛穴からの新陳代謝が自由にできるように保つことがスキンケアに一番大切なことである。目的をはっきり認識して，シンプルな成分で肌の手入れをするのが良いと思う。

8．ファンデーションの役割

　人が化粧をするのは，自分を美化し，魅力を増し，容貌を少しでも美しくしたいという願望に基づいている。これに一番大切な役割をするのがファンデーションである。さらにファンデーションは紫外線から肌を守る役目をしている。最近はコンピュータによるメーキャップシミュレーションも開発されているので，ディスプレー上の自分や服装にあわせて適応する色を探し出すことも可能と思われる。

第8章　血液

　腸から吸収した栄養を肝臓に運び，酸素を肺から組織に運び，老廃物を組織末端から肺へ運ぶ血液はpH7.4で温度37℃で体の中を流れており，pHが0.1違っても，温度が1℃違っても人は病気になる。また，血液の中に含まれる糖やアミノ酸も常に一定の状態が保たれている。体の中は非常に厳密に制御されている。血液は有形部分の血液細胞と液体部分の血漿からなる。表8－1に人の血液成分とその主な働きを示す。

表8－1　ヒトの血液成分とその働きのあらまし

	種類	形状	大きさ(直径μm)	数(個/mm³)	主な働き
細胞成分(45%)	赤血球	無核	7～8	男500万 / 女450万	●呼吸色素ヘモグロビンを含み，酸素を運搬する。
	白血球	有核	20～25	6000～8000	●アメーバ運動をして，毛細血管のすき間からはい出し，血管内外の細菌を捕食(細胞内消化)する。——食細胞活動(食菌作用)による病原菌の防御。
	血小板	無核 不定形	1～4	20万～50万	●トロンボプラスチンを含み，血液凝固に関係する。

		性状	主な働き
液体成分(55%)	血しょう	●やや黄味をおびた中性の液体で，下のような成分を含む。 　水　　　　　　　約90% 　タンパク質　　7～8% 　脂質　　　　　　　1% 　糖質　　　　　　0.1% 　無機塩類　　　約1% ＊タンパク質は，アルブミン・フィブリノーゲン・グロブリンなど(血液タンパク質) ＊糖の大部分はブドウ糖(血糖)	●赤血球などの細胞成分を浮かべて，血管中を循環する。——血液の細胞成分の運搬 ●小腸で吸収した養分を運ぶ。——養分の運搬 ●内分泌腺の分泌したホルモンを運ぶ。——ホルモンの運搬 ●呼吸の結果生じた二酸化炭素や組織で生じた老廃物などを溶かして，肺や腎臓に運ぶ。——老廃物の運搬 ●一定濃度の無機塩類により，体内のpHや浸透圧を一定に保つ。——内部環境の恒常性の維持 ●フィブリノーゲンを含み，血液凝固に役立つ。 ●免疫物質(抗体)としてのグロブリンを含む。

1. 血液はどこで作られるか

血液は骨の中にある骨髄という場所で，造血系幹細胞という細胞から作られる。

2. 赤血球

赤血球は直径7～8μmの中央がくぼんだあんドーナッツ型の細胞で，ヘモグロビンというタンパク質を含み，肺から組織に酸素を運ぶ役割を持つ。核が無く細胞分裂することはできないが変形自在であり，太い血管から細い血管まで通ることができる。人では1mℓ当たり400～500万個存在しており，寿命は約120日である。

(1) ヘモグロビン

ヘモグロビンは赤血球のタンパク質の35％を占める物質で，肺で酸素を捕まえた後，組織全体に酸素を供給する役目をしている。構造は鉄イオンを含んだヘムという物質とグロビンというタンパク質が複合体を作った構造が4個会合した形をしており，ヘムの鉄が酸素と結合する（図8－1）。

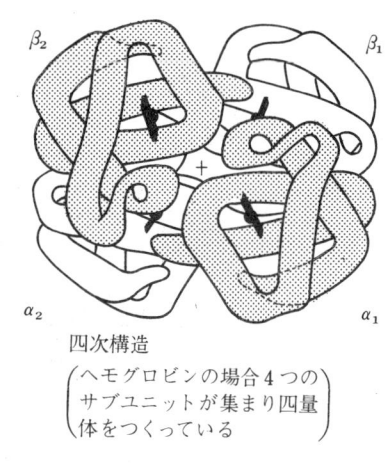

四次構造
（ヘモグロビンの場合4つのサブユニットが集まり四量体をつくっている）

図8－1 ヘモグロビンの構造

(2) 貧血

血液中のヘモグロビンの濃度が正常範囲を超えて低下した状態をいう。ヘムの中の鉄が欠乏すると鉄欠乏性貧血になる。失血や溶血などの原因となる。鉄ばかりでなくビタミンの一種葉酸の欠乏でも起こる。またビタミンB_{12}の不足で悪性貧血となる。女性の生理による出血は直接貧血とは関係ない。

3. 白血球

顆粒球，リンパ球，単球からなり，1mℓ当たり6000～8000個含まれる。顆粒球には好中球，好塩基球，好酸球が含まれ，中でも最も多いのが好中球である。好中球は貪食作用があり，傷口に向かって真っ先に駆けつける細胞であり，膿の主成分である。好塩基球と好

酸球はアレルギーに関係する細胞である。リンパ球にはT細胞，B細胞が含まれ，単球は分化するとマクロファージになる。これらは免疫を担当する細胞である。

4．血小板

血小板は2～3μmの核を持たない細胞で，骨髄の巨核球の断片化したもので血液の凝集に関係する細胞である。

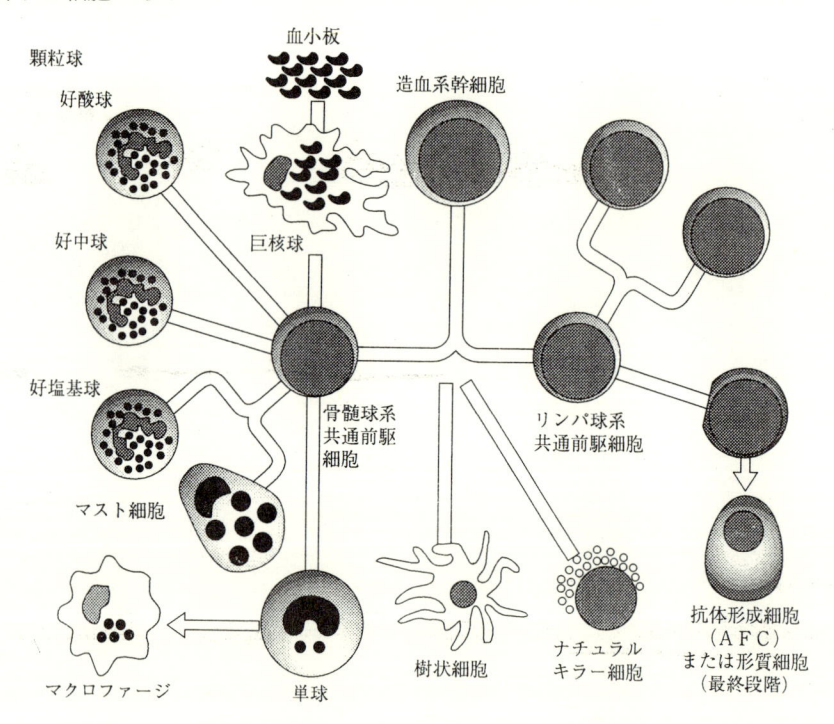

図8－2　白血球の分化（『免疫学イラストレイテッド』多田富雄監修）

5．血　漿

血液の中の液体成分全部をいう。このうち血液凝固に関係する成分が除かれたものが血清である。血漿は赤血球や白血球などの細胞成分を浮かべて血管中を循環したり，小腸で吸収された栄養分，内分泌腺が分泌したホルモンを組織に運搬する。また，呼吸で生じた二酸化炭素や組織で生じた老廃物を溶かして腎臓や肺へ運ぶ。免疫物質，血液凝固システムを含む。

6. 血液凝固システム

　私達がけがをすると血液が流れ出るが，そのうちに傷口が塞がれて血は止まってしまう。このとき働くのが血漿の中に含まれる血液凝固システムである。血管が損傷すると，血液中のハーゲマン因子（XII）が損傷した血管壁等に吸着し，カリクレインで分解されて活性ハーゲマン因子になり，図8－3に示すように，第I因子から第XIII因子（VI因子は欠番）までの12因子が関与する血液凝固システムのカスケードが活性化されて，最終的にはフィブリノーゲンがトロンビンによってフィブリンになり凝集し，第XIII因子で安定化され，血餅となって止血する。血友病Aではフィブリンを安定化する第VIII因子が欠損しており，血友病Bでは第IX因子が欠損している。

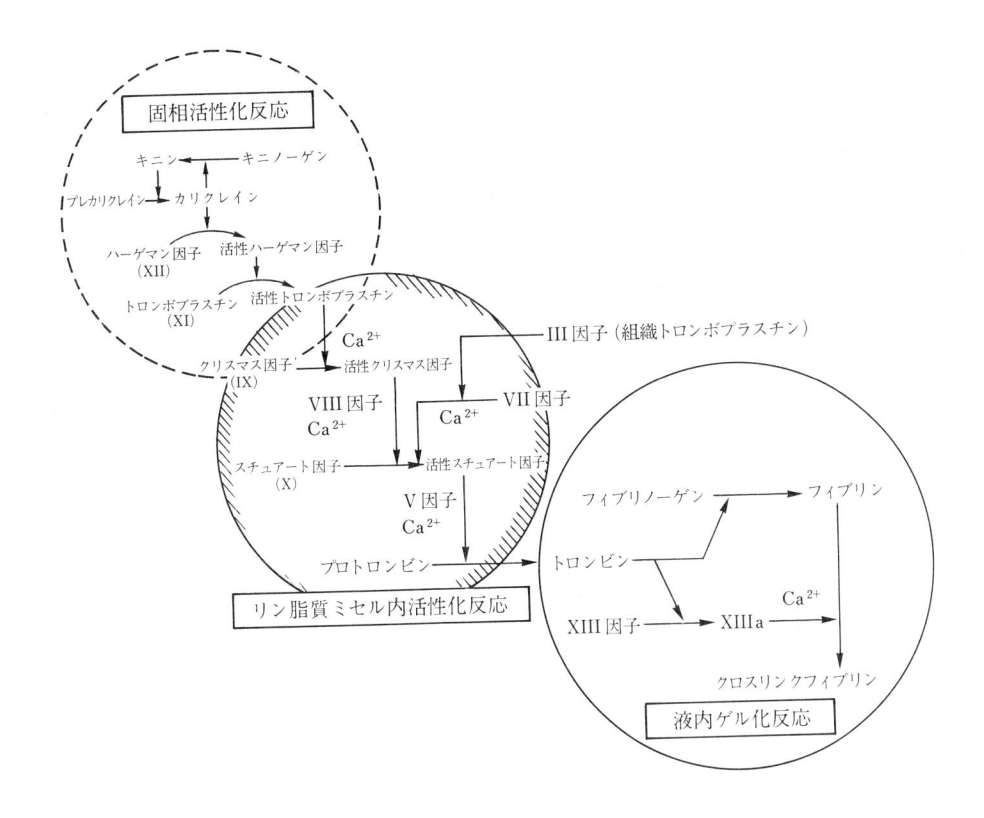

図8－3　血液凝固の過程

7. 血液型

人の血液型として知られているものは，現在400種類程ある。その中で特に有名なのが，ＡＢＯ型とRh型である。

(1) ＡＢＯ式血液型

ＡＢＯ型をきめる血液型の抗原は糖鎖である。第３章，図３－８に構造が示してあるが，Ｏ型のもととなるＨ型物質に，N-アセチルガラクトサミンが結合したのがＡ型，ガラクトースが結合したのがＢ型で，ＡＢ型はＡ型Ｂ型両方を持っている。

日本人の場合，図８－４に示すように，Ａ型，Ｏ型，Ｂ型がほぼ平均的に存在するのに対し，アメリカ人ではＢ型がかなり少ないのが特徴である。

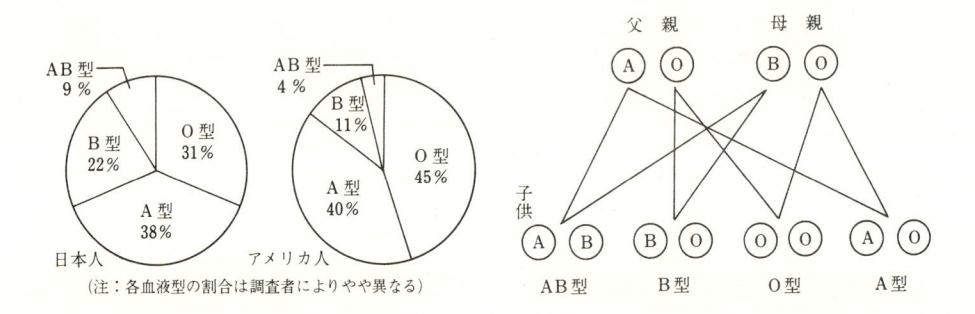

図８－４　日本人とアメリカ人の血液型分布　　図８－５　ＡＯ型の父親とＢＯ型の母親から生まれる可能性のある子供の血液型

遺伝子の型は，Ａ型にはＡＡ型，ＡＯ型があり，Ｂ型にはＢＢ型，ＢＯ型の２種類があり，Ｏ型はＯＯ型のみ，ＡＢ型はＡＢ型のみである。図８－５にＡＯ型とＢＯ型の組み合わせで生まれる可能性のある子供の型を示した。全型が均等に出てくることになる。表８－２には，能見正比古氏の血液型による性格特性をあげた。日本人は，特に血液型による性格判断が好きであるが，はたしてあたっているであろうか。

表8-2 能見正比古氏があげた各血液型の性格特性

O型の性格特性	A型の性格特性
目的指向性が強い 欲望がストレート 力関係を敏感に意識する 勝負性がはげしい 頭をおさえられるのをきらう ロマンチックな性格 判断, 行動が現実的 直線的な考え方 仲間意識が強い スキンシップな愛を好む 仲間以外には警戒心大 個性的な物事を好む 自己主張が強く, 自己表現がうまい 言葉の使い方がうまい 行動に原則を持つ 感情があとに残らない 社会を強く意識する	周囲や相手に心を配る 人間関係の平穏を望む 心を開くのが遅い ルール・慣習を尊重する 秩序を重視する 行動や表現が抑制的 思考が型にはまりやすい 白黒, 善悪のけじめをつける 将来に対して悲観的 過去を努めて楽観的にみる 完全主義で, 物事の完成を望む 持続力がある 現状維持, 無為に弱い 興味への集中力, 継続力が弱い 神経の傷の回復が遅い 心の中で現状脱皮を願望している 何かに役立つことに生きがいを感じる
B型の性格特性	**AB型の性格特性**
束縛をきらうマイペース型 行動が型にはまらない 考え方が型にはまらない 照れ性でひねた表現をする 差別なく心を開放する 周囲にとらわれない 慣習・ルールを気にしない 行動に移すのが早い 判断は正確さを重視する 実用的, 具体的な思考 興味が多方面で集中力がある 過去にややこだわる 将来には楽観的 感情の振幅が大きい 神経の傷は完全に回復する 脱家庭的傾向がある 興味, 関心のあることに重点を置く	合理性に富む考え方 批判, 分析を好む 社会参加と社会への貢献を望む 人間関係の調整がたくみ 社会で人との調和を望む 重要問題で他人の意見を求める 社会では感情を抑制する 仲間うちでは激情家 対人関係には距離をおく 人の裏表や偽善をにくむ 集中力が高く持続性は少ない 考え方や解釈が多角的 メルヘン的空想趣味がある 物事に対して趣味的で没頭しない 経済能力, 生活力がある。計算高い 生活には最小限の安定を望む 闘争をさける

(2) Rh式血液型

これはアカゲザルの血球で、ウサギを免疫して得られた抗体で、白人を調べたことによって明らかにされた血液型である。

人間の99.5%はRh(+)型であり、残りの0.5%、即ち200人に1人がRh(-)型である。さらにAB型のRh(-)型は、25000人に1人の割合であるから輸血の際には大変である。

また、Rh(-)型の女性の場合、Rh(+)の男性と結婚し、初めの子供がRh(+)の子であると、体内にRh(+)に対する抗体ができる。第2子目に、またRh(+)の子をみごもると、母親の体内にできたRh(+)に対する抗体が作用して、血液型不適合が起こり、溶血性貧血症があらわれる。そのような子供の場合、生まれたらすぐ抗Rh(+)のないRh(-)の血液とすみやかに交換しなければならない。このごろは抗Rh(+)抗体を中和するための予防用ワクチンも用いられている。

第9章　免　疫

　私達は物心も付かない幼いときに小児麻痺や天然痘，破傷風，百日咳などの予防接種を受ける。これを受けることによって，上にあげたような恐ろしい疫病から逃れることができる。このように人間の体が外来の敵（抗原）を一度認識すると，二度目からはそれに抵抗する力を備えることを免疫という。免疫の研究は伝染病の予防と共に発展してきたが，実際は病原体を相手にした反応ではなく，生体が自分と自分以外を区別し非自己を除外するシステムなのである。

1．免疫の仕組み

　免疫の仕組みを図9－1に示す。免疫が成立するまでにたくさんのステップを踏むことがわかる。

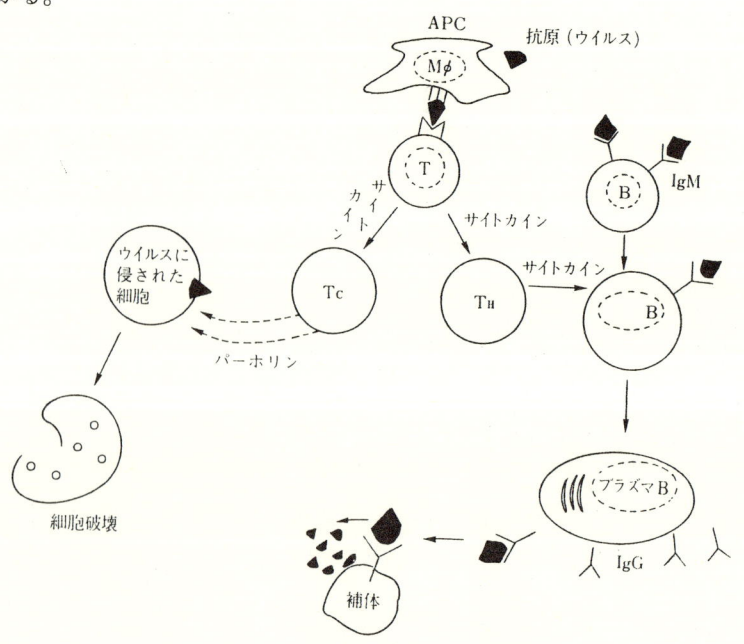

図9－1　免疫の仕組み

ステップ１…抗原提示細胞が抗原を提示。外来抗原（細菌，ウイルスなど）が体内に侵入して来たとき，まず対応するのが，マクロファージやB細胞である。外来抗原を包み込んで消化し，断片を組織適合抗原（MHC，人の場合はHLA）と共に細胞の外側に提示する。組織適合抗原とは生物の細胞の１つ１つが自己と非自己を区別するために持っている細胞表面の抗原で全細胞にMHCクラスⅠ抗原があり，免疫担当細胞にはクラスⅡが存在する。臓器移植や骨髄移植の場合，拒絶反応が起こるのはこの抗原の違いを免疫担当細胞が認識するためである。

ステップ２…抗原提示細胞（APC）からT細胞が情報を受け取る。APC細胞がMHCクラスⅡと共に抗原を提示するとT細胞はT細胞レセプター（TCR）でその情報を受け取り，ヘルパーT細胞（Th）に流す。ヘルパーT細胞のうちのTh$_1$細胞は，キラーT細胞にサイトカイン，インターフェロンγ（INF-γ）を通じて情報を送る。Th$_2$細胞は，B細胞にインターロイキン4（IL4）を通じて情報を送る。キラーT細胞は細菌に感染した細胞を直接攻撃してこれを破壊する。

ステップ３…ヘルパーT細胞から情報を受け取ったB細胞は分化してプラズマ細胞となり抗体を作る。抗体は抗原と結合する。

ステップ４…抗体が抗原と結合すると補体と呼ばれる酵素群を呼び寄せる。補体は細菌の細胞膜に穴をあけて細菌をつぶしてしまう。一度外来抗原と出会ったキラーT細胞やB細胞は記憶細胞として残るため，次に同じ抗原が侵入してくるとすばやく対応して外敵の侵入を防ぐ。

2．抗 体

B細胞が生産する抗体の正体は免疫グロブリン（Ig）と呼ばれるタンパク質で，IgM, IgD, IgG, IgE, IgAの5種類がある（表9－1）。IgMとIgDは初期B細胞の細胞表面に存在しており，IgGはプラズマB細胞が血液中に放出して抗原を中和する液性免疫の中心となる抗体である。IgEはアレルギーに関係する抗体である。IgAは粘膜上，特に腸管粘膜に存在して，経口投与された抗原の腸からの侵入を防いでいる。

表9-1　抗体

免疫グロブリンのクラス	IgG	IgA	IgM	IgD	IgE
	Fab Fab / Fc	血清 / SC / 分泌液			
分子量	150,000	170,000	900,000	170,000	200,000
沈降定数	6.8S	6.9S	18S	7.0S	7.9S
H鎖の名称	γ	α	μ	δ	ε
L鎖	κ, λ	κ, λ	κ, λ	κ, λ	κ, λ
分子の構成	$(\gamma\cdot\kappa)_2, (\gamma\cdot\lambda)_2$	$(\alpha\cdot\kappa)_2, (\alpha\cdot\lambda)_2$	$[(\mu\cdot\kappa)_2]_5, [(\mu\cdot\lambda)_2]_5$	$(\delta\cdot\kappa)_2, (\delta\cdot\lambda)_2$	$(\varepsilon\cdot\kappa)_2, (\varepsilon\cdot\lambda)_2$
H鎖の分子量	50,000	64,000	65,000	60,000	75,500
糖含量(%)	2	10	10	11	11
電気泳動移動領域	$\gamma_2 \sim \gamma_1$	γ_1	γ_1	γ_1	γ_1
正常血清中濃度 (mg%)	1,250 (800〜1,800)	210 (90〜450)	125 (60〜250)	3 (0.3〜40)	0.025 (0.06〜0.1)

(資料：尾上薫, 1975)

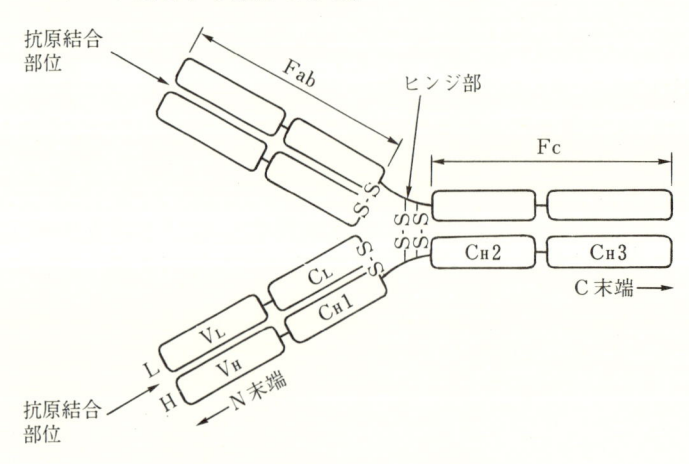

(1) 免疫グロブリンの構造

　免疫グロブリンの基本構造を図に示す。2本のH鎖と2本のL鎖からなり，図9-2のようにY字型の構造をしている。図のFab部分は抗原と結合する部分で可変領域といわれ，抗原に対応してアミノ酸が変化し，抗原と特異的に結合する領域である。H鎖同士がS-S結合しているFc部分は，種によって一定の領域で不変領域とよばれる。この領域は補体が結合したり，レセプターに結合する部分である。

図9-2　免疫グロブリンの構造

3. 補 体

　細菌，カビ，ウイルスなどの抗原に抗体が結合すると，補体を呼び寄せる。補体は20種に及ぶタンパク質からなっており，抗原が抗体と結合することが引き金となって，補体の酵素が次々と活性化され，菌に穴をあけて破壊してしまう（図9－3）。

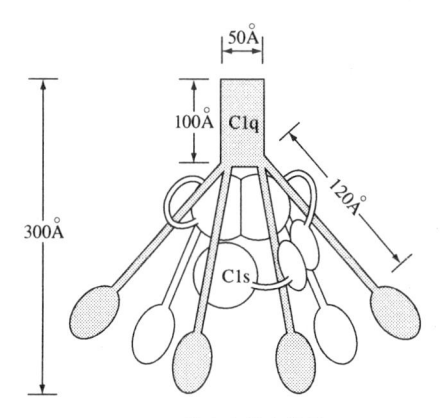

横から見た状態

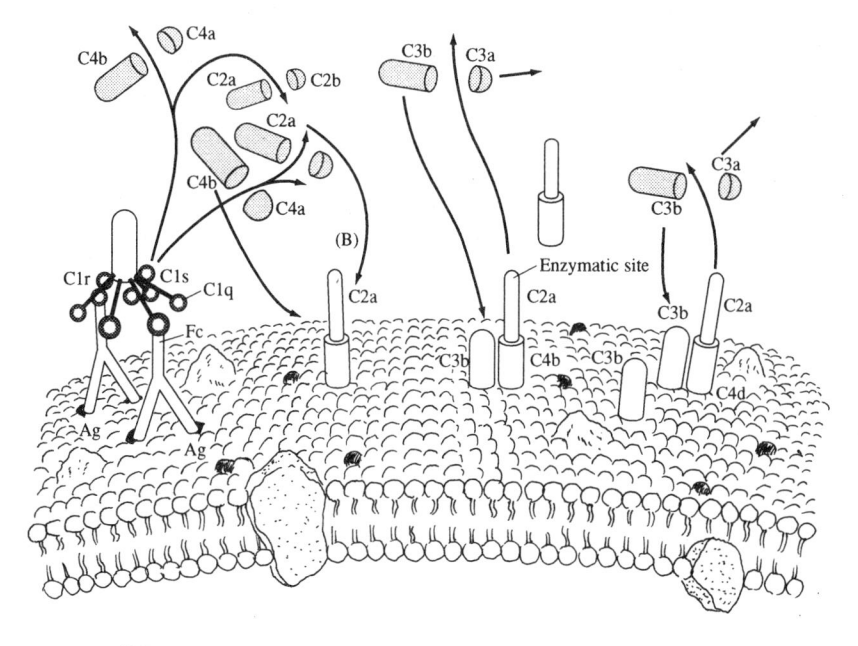

図 9 － 3　補体の仕組み（『最新免疫学図説』菊池浩吉・菊池由里著，メディカルカルチャー社）

第10章　アレルギー

　アレルギーは先進諸国において年々増加傾向にあり，我が国においても，現在3人に1人が何らかのアレルギー症状を示すと言われるほどである。これは生活環境，食生活の変化，ストレスの増加等に起因しており，一種の文明病とも言われ，大きな社会問題となっている。

1．アレルギーの仕組み

　アレルギーは免疫の一部であるから，免疫で述べた感作経路を通る。即ち図10－1に示したように，最初に外からハウスダストやスギ花粉などのアレルゲン（抗原の中でアレルギーを引き起こす物質をアレルゲンという）が私達の体内に進入すると，まず，マクロファージが貪食（ファゴトーシス）して，組織適合抗原MHCとともにアレルゲンの分解物をT細胞に対して提示する。T細胞はそれをT細胞レセプター(TCR)で受け取り，B細胞にCD40Lを提示すると同時に，サイトカイン，インターロイキン4 (IL4)を出して情報を送る。B細胞はCD40でCD40Lと結合すると同時に，IL4レセプターでIL4を受け取り，抗体の1つであるIgEを出す形質細胞（プラズマ細胞）に代わり，たくさんのIgEを放出する。B細胞が放出したIgEは，肥満細胞のIgEレセプター上に結合する。この場合には肥満細胞にIgEが結合されるだけでアレルギーは発症しない。この状態を感作されたという。2回目に同じアレルゲンが私達の体内に入ると，すでに結合している肥満細胞上のIgE 2分子（2個）をアレルゲンが架橋する。これがシグナルとなって肥満細胞はヒスタミンなどの化学伝達物質を放出して，筋肉の収縮，血管の拡張，神経の刺激などを起こし，くしゃみ，はなみず，ジンマシン，喘息などのアレルギー症状を起こす。アレルギーは一端獲得すると，そのアレルゲンに触れる度に起こる。

図10—1　アレルギー発症の仕組み

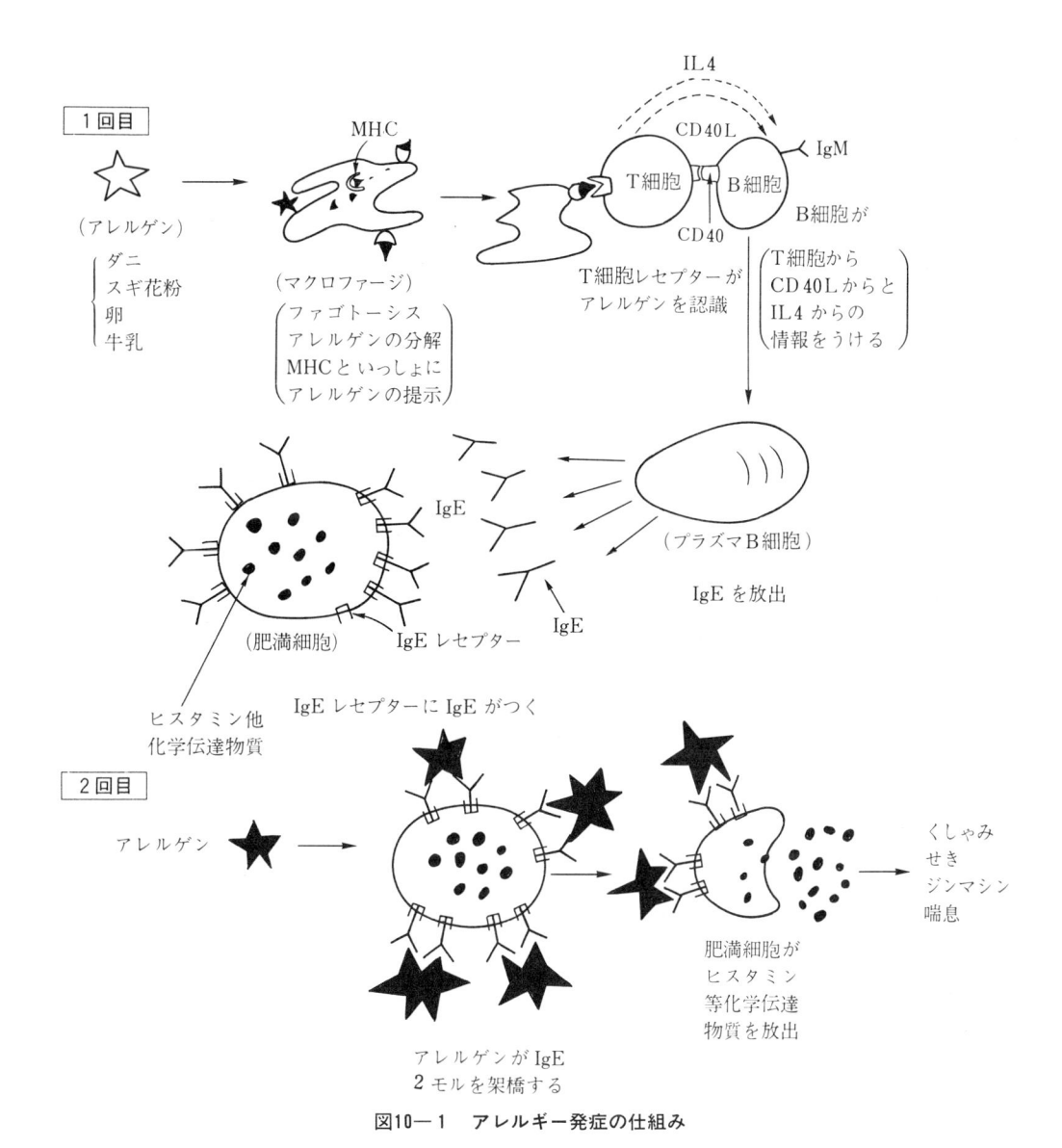

2．アレルギーの発症要因

　アレルギー発症の要因には様々なものが関係しているが，主に次の4項目が強く関係していると思われる。

(1) 遺伝的要因

　外から抗原(アレルゲン)が入ってきた時に，抗体の中でアレルギーを起こす抗体 IgE を作りやすい人と作りにくい人がいると言われている。IgE 抗体を作りやすい人は，上に述べた T 細胞から B 細胞への情報が IgE を作る方へ傾いている人で，主にインターロイキン 4 (IL4) を作りやすい人と言われている。他にもたくさん遺伝的要素があると思われるが，両親や祖父母にアレルギーのある人はアレルギーになる確率が高くなる（表10－1）。

表10－1　親と子のアトピーの遺伝，子のアトピーになる確率

	アトピーの父	非アトピーの父
アトピーの母	60-80%	30%
非アトピーの母	30%	10%

(2) 食生活の変化

　食生活がだんだん洋式になって牛肉，卵など栄養価の高い食物を食べるようになり，免疫系の増強により病気に対する抵抗力も増えた反面，アレルギーになる確率も増えてきている。特に腸の粘膜やのどの粘膜が発達していない乳幼児期，離乳のころに性急に高カロリー食をすすめたり，大人でも下痢で痛んでいる腸に高カロリーの食事を与えると腸の粘膜がアレルゲンを吸収してアレルギーを獲得し易い。下痢や風邪の時は粘膜をいたわる必要がある。

(3) 都市環境の変化

　工場からの煙，車の排ガスなど都市の空の汚れはアレルギーを助長する。

(4) ストレス

　ストレスが高じて神経系のバランスが崩れると，免疫系もアンバランスになり，アレルギーになりやすい。このようなことからアレルギーは文明病とも呼ばれている。

3．アレルギーマーチ

　図10－2に年齢によってかかる発症者の割合とアレルギーの種類を示した。生まれてすぐかかるのが卵，牛乳などによる食物アレルギーで，1～2歳までにアレルギーを獲得してしまう。続いてダニなどの室内塵によって起こる気管支喘息，大人になるにつれてだん

だんと増えるのが，すぎ花粉症などのアレルギー性鼻炎である。

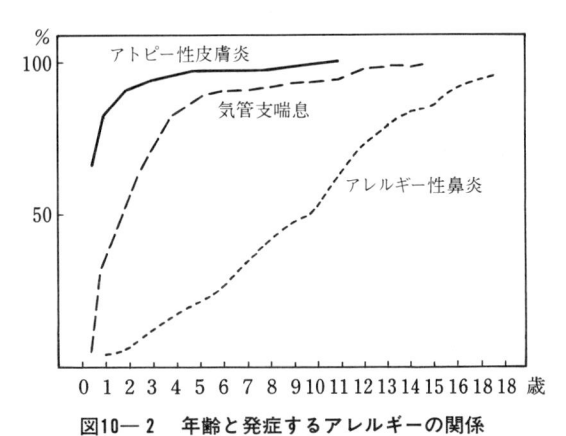

図10−2　年齢と発症するアレルギーの関係
(『アレルギーマーチの臨床』馬場実監修，メディカルビュー社より)

　アレルギーは1つ獲得すると次のアレルギーも獲得し易くなる。図10−3に示したように2歳ぐらいまでに食物アレルギーにかかり，それからダニの気管支喘息にかかり，大人になって猫の毛アレルギーになるというように，次から次へと別のアレルギーになりやすい。このことをアレルギーマーチという。

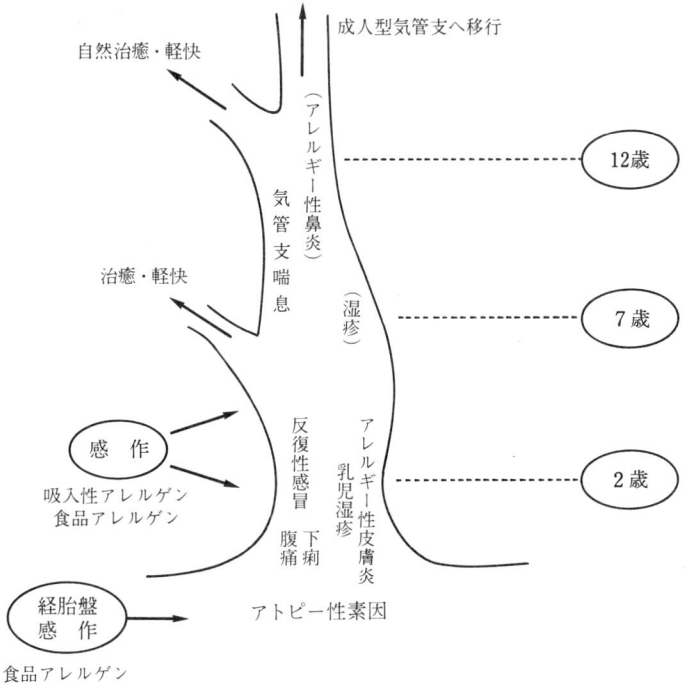

図10−3　アレルギーマーチ（『からだと免疫のしくみ』上野川修一著，日本実業出版社）

4. アレルゲンの種類とアレルギー症状の検査

(1) アレルゲン

表10-2に，病院でよく検査されるアレルゲンの種類をあげた。これらのアレルギーにかかっている人は，体にアレルギーを引き起こす基となる抗体IgE(図10-4)を持っているから，血液を少し採取してそのアレルゲンに特異的なIgEを調べればわかるし，皮膚に

表10-2 いろいろなアレルゲン

	名　　称	同定されたアレルゲンタンパク質
花　粉 (吸入アレルゲン)	スギ ヒノキ シダレカンバ カモガヤ ブタクサ ヨモギ	Cry Ic など ―― Bet vI Dac gI Amb aI Hrt vI
室内塵 (吸入アレルゲン) ダ　ニ ペット	コナヒョウヒダニ カケヒョウヒダニ ネコ イヌ マウス	Der f I Der p Icr Fel a Icr Can f I Mus m I
食　物 (経口アレルゲン)	卵白 牛乳 タラ 大豆	Gal dI (ovomucoid) Gal dII (ovalbumin) Gal dIII (conalbumin) ―― (β-lactoglobulin) ―― (αsl-caslein) Gal cl (paralbumin) ―― (soybean trypsin inhibitor)
真菌類 (吸入アレルゲン)	Alternarvia alternate Cladosporium herbarium	Alt a I など cla h I など
昆　虫 (刺すことにより体内に入る)	スズメバチ ミツバチ アシナガバチ	ves g I(phospholipaseA2/B) など Api m I(phospholipasseA2) pol a I(phospholipaseA2)
その他 　　薬　物 　　植物性ダスト	サルファ剤 抗生物質 こむぎ そば コンニャク	―― ―― (アミラーゼインヒビター)など

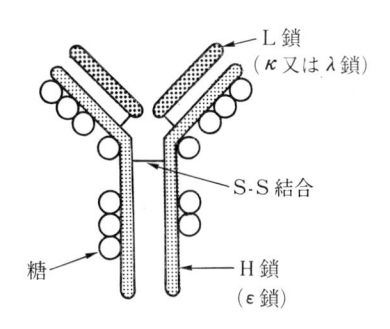

分子量　188,000
血中濃度　0.00005 mg/ml
図10－4　IgE の構造

ツベルクリンテストのようにアレルゲンを少し皮内注射すると，アレルギーにかかっている人は赤い発疹ができる（皮内反応テスト）から，どんなアレルギーにかかっているかを知ることができる。

(2) アレルギーと IgE レベル

一般にアレルギーにかかっている人は血液中の IgE 量が高い。図10－5 にみられるように，正常な人の IgE 値に比べて鼻炎，喘息の人で10倍，アトピーの人では100倍の IgE 量

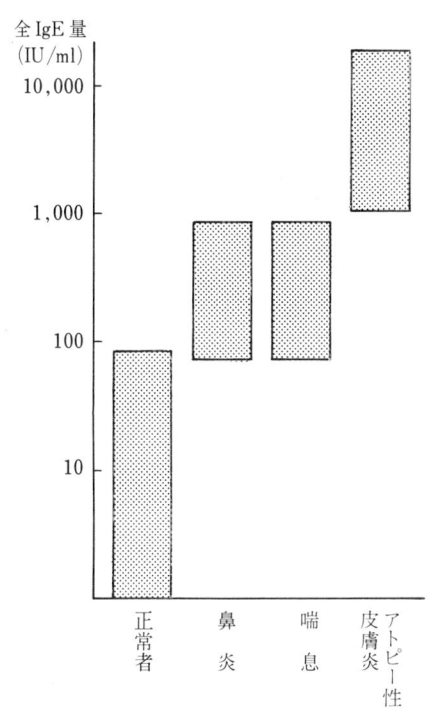

図10－5　アレルギー疾患患者の IgE レベル（『免疫学イラストレイテッド』多田富雄監訳より改変）

が血液中にあることになる。

5．アレルギーの分類

表10－3にあげたようにアレルギーには4つのタイプがある。外来抗原によって喘息，ジンマシン，鼻炎などを起こすのは，Ⅰ型アレルギーである。

表10－3　アレルギーの分類

型	表現時間	関与する細胞や物質	疾患の例
Ⅰ型：アナフィラキシー反応	即時型	マスト細胞・好塩基球　IgE	喘息，じん麻疹，鼻炎，花粉症，アナフィラキシーショック
Ⅱ型：細胞融解反応	即時型	IgM，IgG，補体	Rh不適合，自己免疫性溶血性貧血，薬剤アレルギー，橋本病，バセドウ病
Ⅲ型：抗原・抗体複合体反応	即時型	抗原・抗体複合体　補体・好中球	全身性エリテマトーデス，糸球体腎炎，薬疹の一部，食物アレルギーの一部
Ⅳ型：細胞性免疫反応	遅延型	感作リンパ球，リンホカイン	結核・真菌・ウイルス・その他の感染症，脊髄炎，脳炎，慢性関節リウマチ，全身性エリテマトーデス(SLE)，橋本病など甲状腺炎，薬物アレルギーの一部，同種移植片拒絶

6．肥満細胞

Ⅰ型アレルギーを起こすのは，はじめにアレルギーの仕組みで述べたように肥満細胞上にIgEがあって，そのIgE 2分子をアレルゲンが架橋する事によって肥満細胞にカルシウム等が導入され，情報が核に伝えられて，アレルギー系のアラキドン酸カスケードが働いて，ヒスタミン，ロイコトリエン，プロスタグランジンなどの化学伝達物質を放出することが引き金となっている（図10－6）。肥満細胞は粘膜や皮膚，腸管等に存在している。

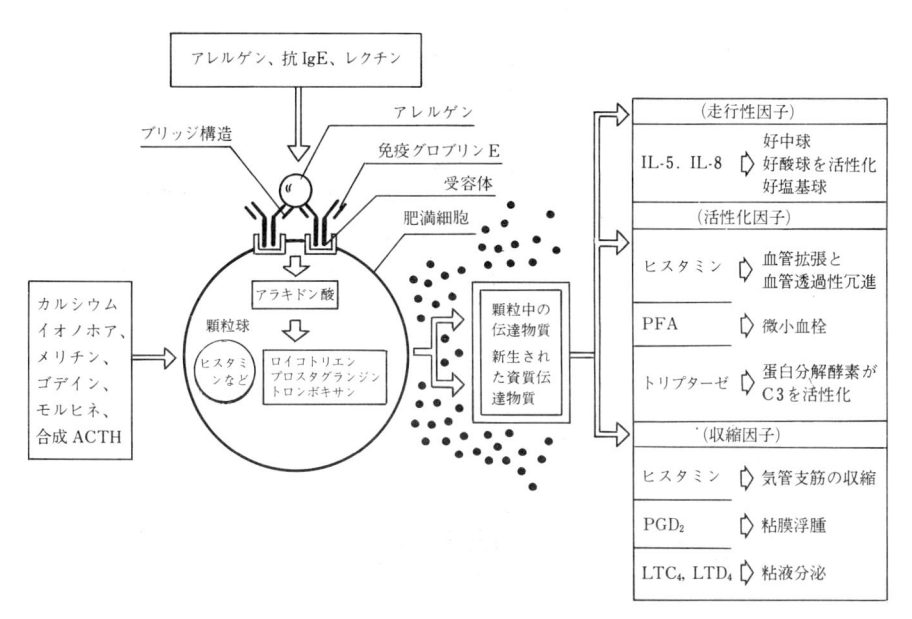

図10—6　肥満細胞(マスト細胞)の活性化と化学メディエーターの生理作用
(『からだと免疫のしくみ』上野川修一著, 日本実業出版社)

7. サイトカイン

　免疫，アレルギーでいろいろな細胞の活性化に関係しているのが，それぞれの細胞が出すサイトカインと呼ばれる物質である。マクロファージはIL1というサイトカインを出して抗原がきたことを知らせるし，T細胞はIL2を出して増殖をする。図10—7にアレルギーに関与したサイトカインを示した。アレルギー方向に向かわせるのはIL4というサイトカインである。IL4がB細胞に働きIgEを作らせる。インターフェロンγ(INF-γ)は，IL4が作られるのを抑える役割をしている。

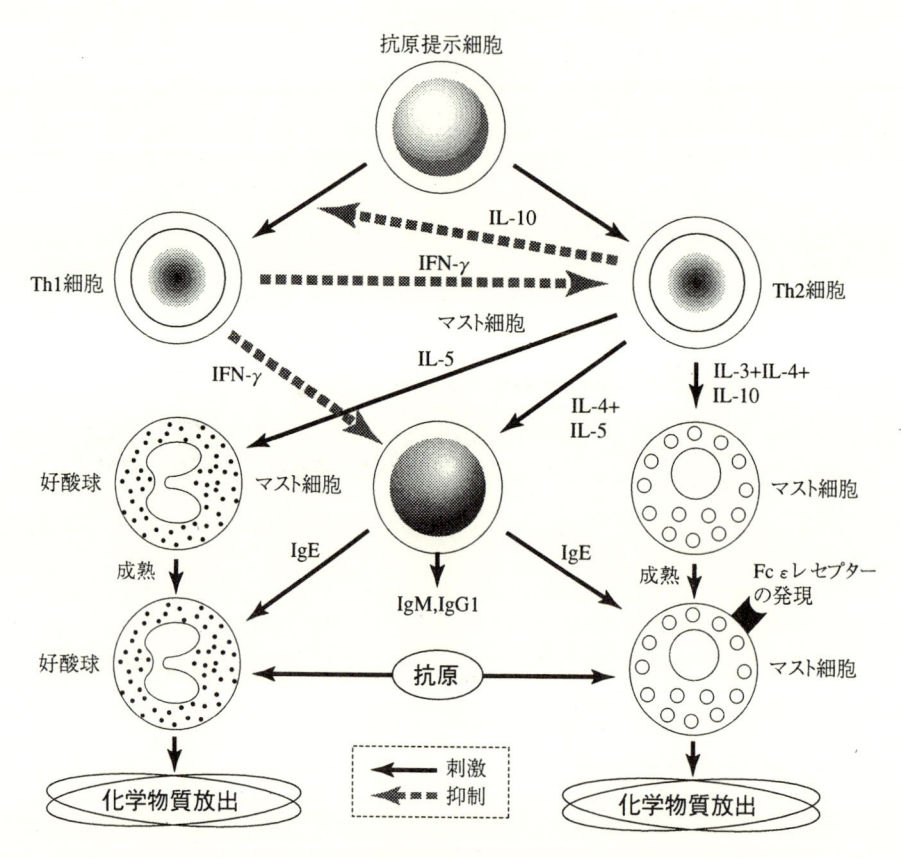

図10—7　アレルギー反応に関するサイトカインネットワーク
（『からだと免疫のしくみ』上野川修一著，日本実業出版社）

第11章 ガ　ン

　科学が急速に進み衛生面が良くなると同時に，様々な抗生物質，ワクチンが作られ，これまで恐ろしかった伝染病がほとんど撲滅に近い状態になった今日，死亡原因の25％以上がガンに起因しており，我々が最も用心しなければならない病気の1つである。ガン細胞がウイルスや細菌と違う点は，宿主の中で限りなく増殖した細胞が宿主が死ぬと同時に死ぬという自爆型細胞であるという点である。

1．生みの親と育ての親

　ガンになる要因としては遺伝的なものもあるが，それよりも我々の環境からくる要因，即ち，紫外線，食品添加物，酒・タバコ等の嗜好品，ストレス等日頃の生活態度，習慣からくる様々な要因がガンを作り出していると考えられる。我々の体の中では絶えずガン細胞が作られているが，免疫系が常に働いて，ガン細胞を殺し，正常に保っている。普通，ガンが組織表面に発現して目に見えるようになるまでに20年かかると言われている。ここまで育つには生みの親（イニシエーター）と育ての親（プロモーター）が必要である（図11−1）。

　生みの親としては紫外線，アフラトキシン（かび），ベンズピレン（タバコ），ヒ素，アスベスト，クロム酸，煤，タール，アクリルアミド，塩化ビニール等が知られている。これらの物質は，細胞の中の遺伝子に傷をつけて，突然変異を起こさせる役割をしている。

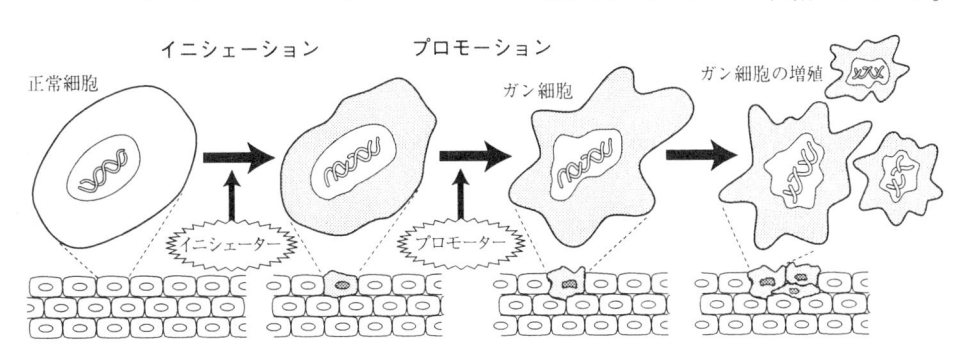

図11−1　ガン発生のしくみ

しかしこれだけではガンにならない。もう一つ育ての親が必要である。育ての親はガンの種類によって異なる。表11-1にその一部を示した。

表11-1　ガンを促進する物質

ガンの場所	促進物質
口, のど, 食道	アルコール
乳腺ガン	脂肪, コレステロール
肺ガン	タバコの煙, ヤニ
肝臓ガン	PCB, DDT, チクロなど
大腸ガン	胆汁酸
膀胱ガン	尿素
皮膚ガン	フェノール, 界面活性剤

2. ガンの転移

　ガン化した細胞が, その組織の中で限りなく増えてコロニーを作っても, 切除してしまえば完全に取り去られるので, このようなガンは全く恐ろしくない。ガンが恐ろしいのは, ガン細胞が転移していくからである。転移のメカニズムを図11-2に示す。ある程度細胞分裂を繰り返したガン細胞の一部が, 突然変異を起こしてコロニーから離れるようになる。その細胞が血管の壁にとりつき, 血管内に進入し, 血液と一緒に循環した後, 再び血管から出て, 他の臓器に接着しそこで増殖する。次々と転移して宿主を死に至らしめるのである。ガンの原発と転移し易い臓器を表11-2に示した。

表11-2　ガンの原発部位と好転位先

原発腫瘍	好発転移部位
胃ガン, 大腸ガン	肝臓
肺小細胞ガン	脳, 肝臓, 骨髄
前立腺ガン	骨
腎ガン	肺, 骨, 副腎
乳ガン, 乳腺ガン	脳, 副腎, 肺, 肝臓
皮膚悪性黒色腫(メラノーマ)	肝臓, 脳, 腸管
眼の悪性黒色腫	肝臓
神経芽腫	肝臓, 副腎
濾胞性甲状腺ガン	骨, 肺

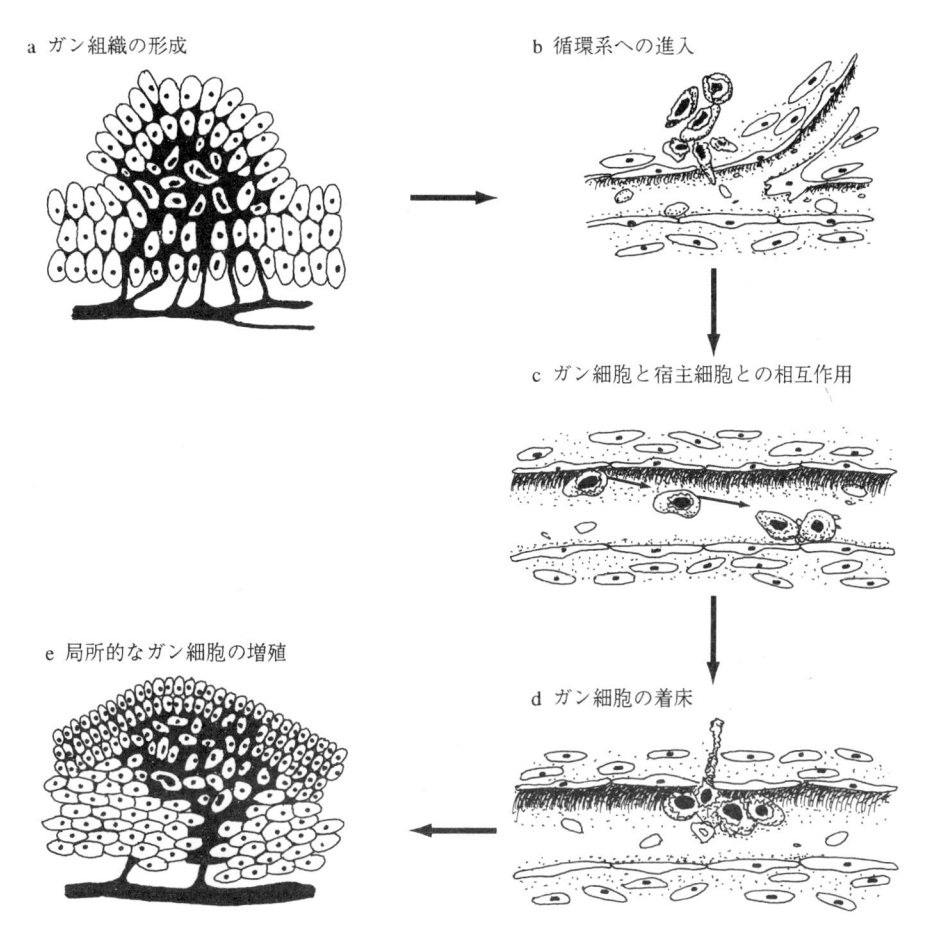

図11—2　ガンの転移のメカニズム（「日経サイエンス別冊Ⅲ」入村達郎編，日経サイエンス社）

3．ガンマーカー

　ガンを早期に発見し，そのガンの性質を調べるのに使われるのがガンマーカーである。ガン細胞の表面には正常細胞にはない胎児性の糖鎖がみられる。この糖鎖を抗原として抗体を作り，手術で切除した切片，血液，排泄物中のガンマーカーを調べることにより，ガンの存在を知ると同時に転移の危険性も予測できる。表11—3にガンマーカーを示す。図11—3は，シアリルルイスXというガンマーカーの発現率と手術後の生存率を示したものである。このマーカーを細胞の60%以上発現していた人の生存率が非常に悪いことがわかる。このマーカーをつけている細胞は上に書いたようなやり方で転移しやすい細胞だからである。

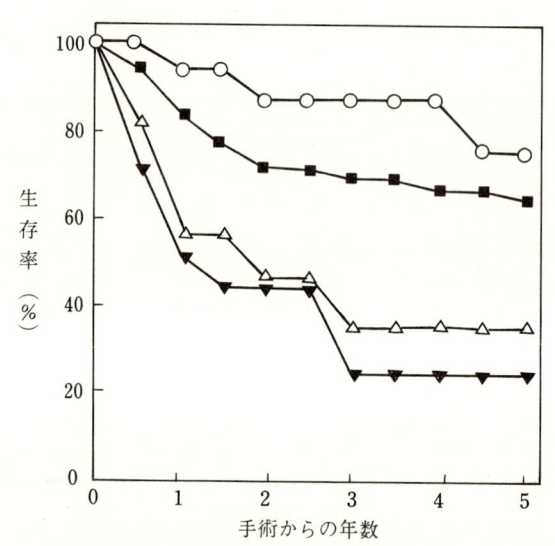

○はガン細胞の0〜5％，■は5〜30％，△は30〜60％，▼は60％以上がシアリルLe^{x}を発現していることを示す。

図11-3　シアリルLe^{x}発現のみられるものとそうでないものとでのヒト大腸ガン患者の手術後生存率の比較

(『蛋白質・核酸・酵素37巻』入村達郎，1992)

表11-3　ガンマーカーとして使われる糖鎖

ガンの種類	糖鎖関連分子	通称	進行により
大腸	SAα2-3Galβ1-4(Fucα1-3)GlcNAc1-R	シアリルLe^x	増加
	硫酸化ムチン	硫酸化ムチン	減少
	シアル酸を含む伸長した糖鎖を持つMUC1ムチン	成熟型MUC1ムチン	増加
	SAα2-6GalNAc-Thr/Ser	シアリルTn	増加
胃	SAα2-6GalNAc-Thr/Ser	シアリルTn	増加
	Fucα1-2Galβ1-4/3(Fucα1-3/4)GlcNAcβ1-R	H/Le^b/Le^y	増加
肺	GalNAcα1-3(Fucα1-2)Galβ1-3/4GlcNAc1-R	A	減少
	GalNAc-Thr/Ser	シアリルTn	増加
乳腺	Galβ1-3(Fucα1-4)GlcNAcβ1-3(Fucα1-3)GlcNAc1-R	Le^a-Le^x	増加
	SAα2-3Galβ1-4(Fucα1-3)GlcNAc1-R	シアリルLe^x	減少
肝臓	SAα2-3Galβ1-4(Fucα1-3)GlcNAc1-R	シアリルLe^x	減少
腎臓	シアル酸を含む伸長した糖鎖を持つMUC1ムチン	成熟型MUC1ムチン	増加
膀胱	Galβ1-4(Fucα1-3)GlcNAc1-R	Le^x	増加

転移と関係する糖鎖関連分子　ガンの進行や転移性の獲得に伴って，ガン細胞表面の糖鎖関連分子の発現が変化する例が見つかっている。ここでは，ガンの種類別にまとめた。この多くがムチン型糖鎖である(ムチンはO-結合型糖鎖を高い密度で含む糖タンパク質で，タンパク質部分はアミノ酸の繰り返し構造を持つ)。重要な点は，カルシノーマ（腺ガン）が由来した臓器の違いによって，関連糖鎖が異なることである。それぞれの糖鎖マーカーは，病気の進行を知るための指標になる。

4．ガンを予防する12のポイント

　ここに，ガン研究財団がまとめたガンを防ぐための12のポイントをあげた。①正しい食事をする。②毎日変化のある食生活。③食べ過ぎを避け，脂肪を控えめに。④食物から適量のビタミンと繊維質のものを多くとる。⑤塩辛いものは少なめに，熱いものは冷ましてから。⑥焦げた部分は避ける。⑦かびの生えたものに注意。⑧お酒は程々に。⑨タバコを少なくする。⑩日光に当たりすぎない。⑪適度にスポーツをする。⑫体を清潔に。以上のように暴飲暴食をやめ，ストレスを発散しながら生活するのが健康の秘訣であり，ガンにかからない予防でもある。

5．こんな時は検査を受けよう

〈気になる場所〉

(1)　リンパ腺の腫れ………………ガンの転移
(2)　鼻血が出る……………………上咽頭ガン，上顎ガン
(3)　声がかれる……………………喉頭ガン
(4)　食べ物がのどにつかえる……下咽頭ガン
(5)　食べ物が胸につかえる………食道ガン
(6)　血痰がでる……………………肺ガン
(7)　胃がもたれる…………………胃ガン
(8)　みぞおちに痛みがある………胃ガン
(9)　胸中央部に軽い痛みがある…食道ガン
(10)　吐血した………………………胃ガン
(11)　黒い便…………………………胃ガン
(12)　便に鮮血が混じる……………大腸ガン
(13)　血尿が出る……………………腎臓ガン，膀胱ガン，前立腺ガン
(14)　不正出血がある………………子宮体ガン
(15)　おりものが多い………………子宮ガン，外陰ガン
(16)　乳房にしこりがある…………乳ガン
(17)　背中に痛みがある……………肺ガン，胃ガン，肝臓ガン，膵臓ガン
(18)　腰が痛む………………………子宮ガンの転移
(19)　頭痛が続く……………………脳腫瘍

(20)　極端に痩せた……………胃ガン，肝臓ガン

6．ガンの発生を防ぐ食品群

下の図に，ガンにならないためにバランス良く取りたい食品を示す。

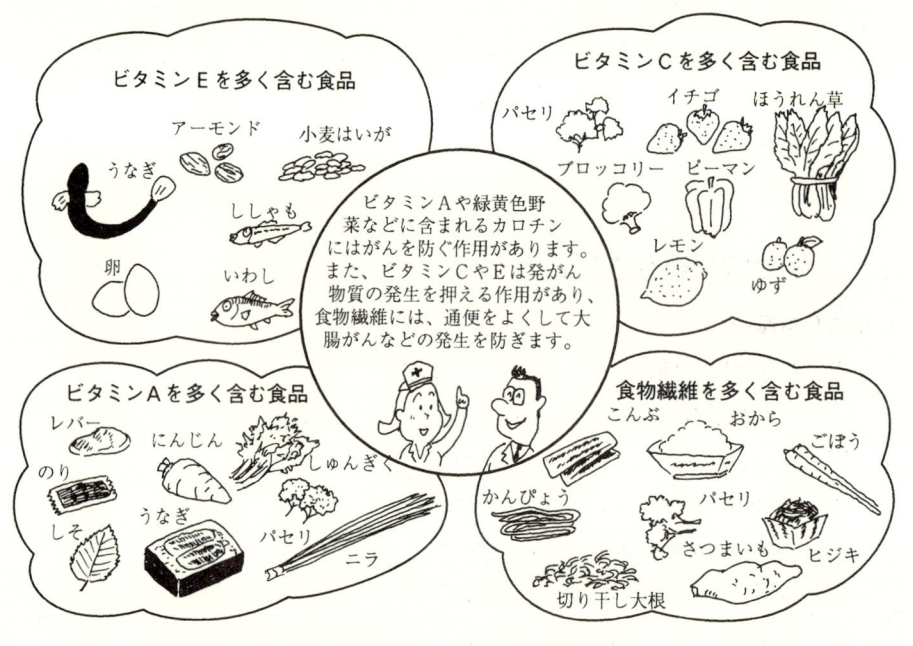

ビタミンEを多く含む食品
うなぎ、アーモンド、小麦はいが、ししゃも、卵、いわし

ビタミンCを多く含む食品
パセリ、イチゴ、ほうれん草、ブロッコリー、ピーマン、レモン、ゆず

ビタミンAや緑黄色野菜などに含まれるカロチンにはがんを防ぐ作用があります。また、ビタミンCやEは発がん物質の発生を押える作用があり、食物繊維には、通便をよくして大腸がんなどの発生を防ぎます。

ビタミンAを多く含む食品
レバー、にんじん、しゅんぎく、のり、うなぎ、パセリ、しそ、ニラ

食物繊維を多く含む食品
こんぶ、おから、ごぼう、かんぴょう、パセリ、さつまいも、ヒジキ、切り干し大根

（『癌　予防と早期発見』中尾　功，高橋書店）

第12章　エイズ

　エイズ(AIDS)は，Aquired Immunodeficiency Syndrome の略で，後天的免疫不全症である。後天的とは先天的とは反対に，生まれた後の生活の中で獲得するという意味である。1981年頃からアメリカで同性愛者らの間から病気がみつかり，これが HIV ウイルス(ヒト免疫不全ウイルス)によって引き起こされることが明らかになった。この病気は発症までに約7～10年の潜伏期間があり，それまでは HIV に感染しているが全く健康である。感染後7～8年たって，免疫系の破壊によって起こる様々な病気が発症して初めてエイズが発症したということになる。HIV ウイルスの保菌者は発病している人の10倍以上いると思われる。

1．エイズの感染ルート

　HIV はウイルスのなかでは非常に弱いウイルスで，空気感染や接触感染では感染しない。粘膜経由で感染していく。主な感染ルートは，(a) HIV 感染者(キャリアー)との性交，(b)血液で汚れた注射器，(c)輸血または輸血製剤——これは今では加熱製剤を用いることによって解決されたが，それまでに輸血製剤を用いたたくさんの血友病の患者が感染した。(d)母子感染——HIV キャリアーの母親から生まれた子供が感染している場合である。HIV ウイルスに感染すると，どの感染者も1日に10億から100億個という猛烈な数の HIV ウイルスを作っている。

2．HIV 感染者の状況

(1) 世界の状況

　図12－1に世界における HIV 感染者の状況を示した。アメリカ，東南アジア，南アフリカが多く，特に南アフリカでは母子感染が多く，子供の HIV 感染者が増えている。

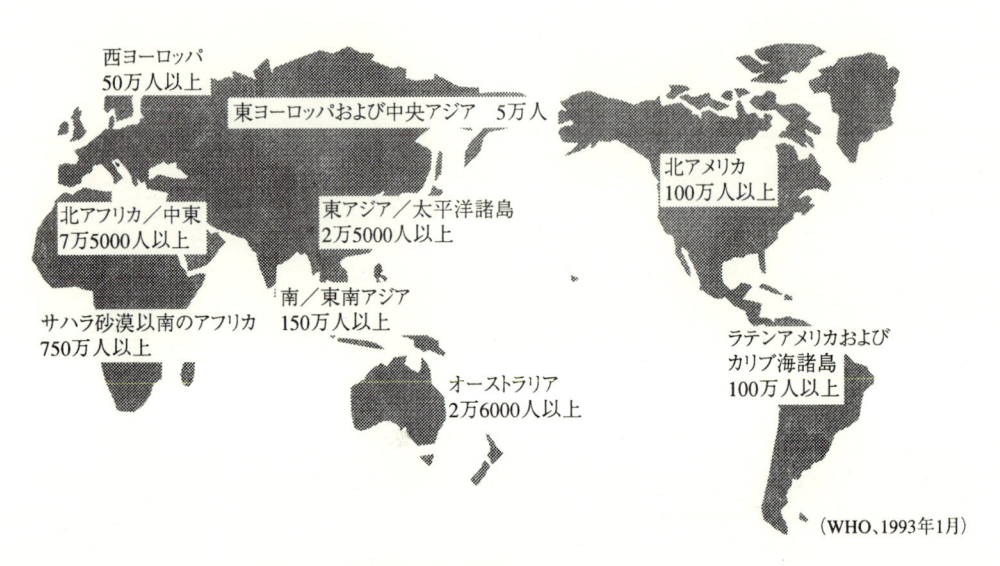

図12—1 世界の HIV 感染者分布（WHO による推計）

(2) 日本の状況

日本では1996年12月現在，エイズ患者は1447名で，そのうち血液製剤による患者が641名にも上っている。厚生省の対応の悪さが引き起こした悲劇である。表12—1にHIV感染者の状況を示す。これは届け出のあったヒトの数で，水面下にはこの5倍の感染者がいると考えられている。

表12—1 HIV 感染者の届出状況 （単位：人）

	男 性	女 性	合 計
異性間の性的接触	459 (109)	576 (423)	1,035 (532)
同性間の性的接触*1	451 (68)	0 (0)	451 (68)
静注薬物濫用	12 (3)	0 (0)	12 (8)
母子感染	6 (1)	11 (6)	17 (7)
凝固因子製剤 *2	1,849 (…)	23 (…)	1,872 (…)*3
その他	22 (8)	19 (2)	41 (10)
不 明	191 (105)	346 (331)	537 (436)
合 計	2,990 (299)	975 (762)	3,965 (1,061)

（ ）内は外国人再掲数
注：*1 男性同性愛者（21人）を含む。
　　*2 1996年11月末現在における「発症予防・治療に関する研究班」からの報告による数字である。
　　　なお，「後天性免疫不全症候群の予防に関する法律」施行後（1989年2月17日以降），凝固因子製剤が原因とされている者は，報告の対象から外されている。
　　*3 患者641名を含む。
　累積死亡者数　　879名

3．病気の症状

(1) 感染初期

感染して2～3週間後に風邪に似た症状，即ち，のどの痛みや微熱，関節痛，頭痛，倦怠感があることがあるが，ほとんどの人に自覚症状がない。

(2) 無症候性キャリアー

ほぼ10年ちかく全く健康で自覚症状のない状態が続く。

(3) エイズ関連症候群

日和見感染症と言われる免疫系が弱った人にみられる症状があらわれる。即ち頭痛，発熱，倦怠感をともない，リンパ節の腫れ，帯状疱疹，下痢，肺炎，カンジダ症などを引き起こし，死に到る。

4．HIVウイルス

HIVウイルスは核酸としてはRNAを持ち，レトロウイルスに属している。それ自身ではウイルスを複製することができず，ヒトの細胞，特に免疫系の細胞（T細胞）に感染して細胞の中で細胞の酵素を使ってRNAをDNAに逆転写させる性質を持っている。

(1) ウイルスの構造

図12－2にHIVの構造を示した。直径が約1000Åで球状をしており，外側は糖蛋白のエンベロープに覆われている。その中にRNAとそれを逆転写する逆転写酵素が含まれている。

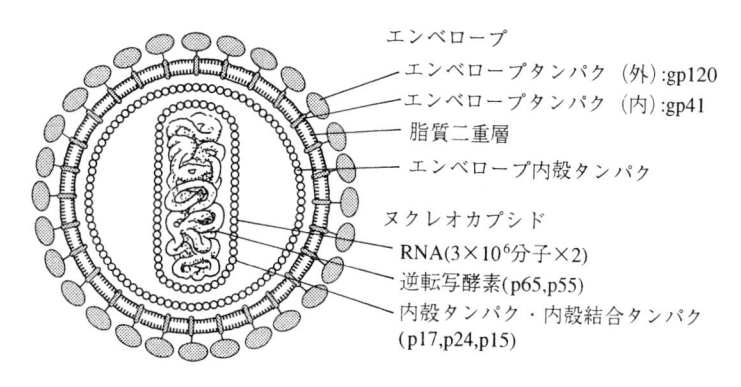

エンベロープ
エンベロープタンパク（外）:gp120
エンベロープタンパク（内）:gp41
脂質二重層
エンベロープ内殻タンパク

ヌクレオカプシド
RNA(3×10^6分子×2)
逆転写酵素(p65,p55)
内殻タンパク・内殻結合タンパク(p17,p24,p15)

図12－2　HIVウイルスの構造（『最新免疫学図説』菊池浩吉他著，メディカルカルチャー社）

(2) HIVのヒト細胞への侵入プロセス

(a)人の粘膜から侵入したウイルスは免疫系の細胞，特にT細胞の一種で，ヘルパーT細胞と言われる細胞の表面に存在するCD4というマーカーにエンベロープの糖タンパク質が最初に結合して侵入を始める(図12－3)。(b)侵入したHIVウイルスは，逆転写酵素を使ってRNAを鋳型としてDNAを作る。(c)そしてこのDNAをホスト細胞内のDNAに組み込む。この状態をプロウイルスという。(d)ホスト細胞が増殖するときに，プロウイルスに組み込まれたHIVのDNAが読まれて，ウイルス粒子の構成成分が続々作られ，(e)ウイルス粒子が構成されて，ホスト細胞から飛び出していく。

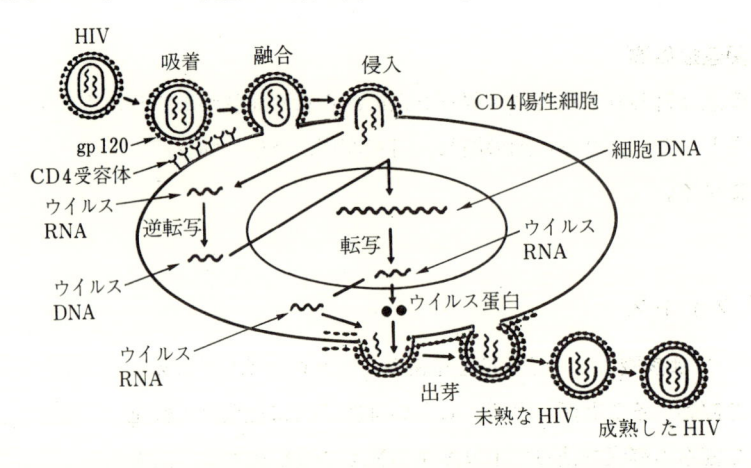

図12－3　HIVのライフサイクル

5．HIVと免疫系

(1) 免疫細胞とウイルスの数

HIVウイルスは人の免疫担当細胞のうち，ヘルパーT細胞という細胞を破壊していく。ヘルパーT細胞は，外来抗原が体内に侵入してきたときにいろいろなサイトカインを出して免疫担当細胞を活性化する役目をになっている要の細胞で，この細胞が破壊されると必然的に免疫系が全部壊されていくことになる。図12－4にHIVウイルスに感染してから発病までの免疫細胞とウイルスの推移を示した。感染して8～9年後，ヘルパーT細胞が初めの1/3まで減少すると免疫系が急激に減少し，反対にHIVウイルスの数が急激に増加する事がわかる。

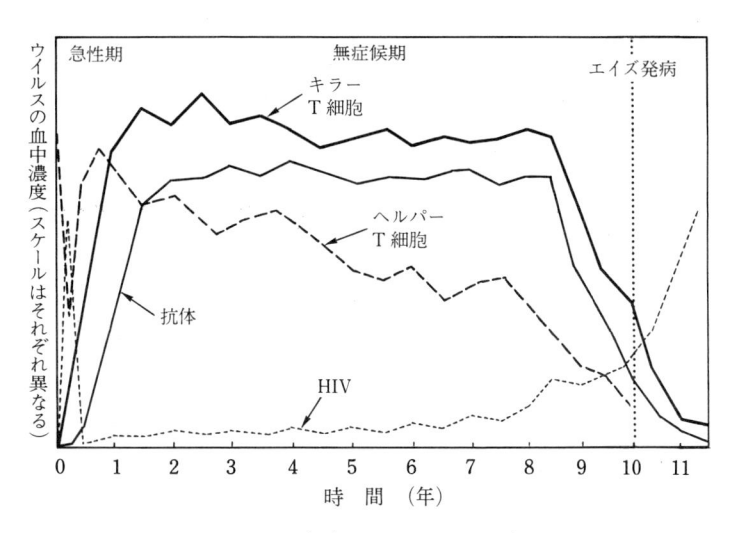

図12—4　免疫細胞とウイルスの数

6．何故ワクチンが効かないか

　同じウイルスでもおたふく風邪，はしか，小児麻痺はワクチンが作られ，それを接種していれば，ほぼ一生その病気に感染することはない。しかしHIVウイルスは非常に変異し易く，特にエンベロープの糖タンパク質にその変異が起こりやすい。体の中で一旦抗体が出来ても，ウイルス自体がすぐに変化してその抗体から逃れるために免疫系がウイルスを完全に捕らえることができない。従って有効なワクチンも作れない状態にある。

7．エイズ治療薬

　治療薬として次の6つの方面から開発が進められている。
① おとりとなるCD4分子をばらまく…エイズウイルスはCD4を持つ細胞に優先的に結合するので，フリーのCD4を大量に入れて競走阻害をさせようという考えだが，まだ良い結果は得られていない。
② 逆転写酵素阻害剤…今唯一HIVウイルスを抑えるのに薬として用いられているのがこのタイプである。AZTやDDC等の核酸系の逆転写酵素阻害剤で第一世代の治療薬と呼ばれる。
③ プロテアーゼ阻害剤…ウイルスがホスト細胞中で作られた時はタンパク質がつながった状態で存在している。このタンパク質がタンパク質分解酵素で切断されて初めて

ウイルスを作る構成物質となる。これを切断しないようにしようというのがプロテアーゼ阻害剤である。第二世代の治療薬という。現在数種の阻害剤が認可されて逆転写酵素阻害剤と併用して用い始められている。しかし HIV ウイルスは変異株を作りやすく，すぐこれらの物質に耐性となるため決定的な薬はまだ登場していない。

④　最近，3種類の治療薬を同時に使う三剤併用療法が，患者の HIV 量を初めの1～2週間で100万分の1，その後1～2週間毎に2分の1ずつ減少するという報告が出されている。HIV ウイルス撲滅へ向けて世界の科学者の必死の努力に期待したい。

第13章　地球環境の誕生

　人が生まれたとき，海，空，多くの草花や木，そして動物たちがいた。地球はどこから生まれ，海や空はどのようにしてできたのだろうか。小鳥がさえずる青い空，人や馬たちが走る大地，魚たちが泳ぐ海，地球上に存在して当たり前と考えているが，いろいろな偶然が重なり合って生まれたものである。いま，地球上で人口の増加や人間活動により種々の環境問題が起こっている。次世代に美しい地球環境を継承するためには解決しなければならないことが数多くある。まず，環境について正確な情報を持とう。

１．ビッグバンから始まった地球環境

　宇宙で巨大な雲となって渦巻いていた水素原子は重力で引き寄せられ，時とともに小さくて濃いガスの塊に縮み，次第に熱くなり，ついに数百万度に達した時，中心部で原子の炎が燃え上がった。こうして誕生した星の中で，水素から他の多くの元素が作り出された。

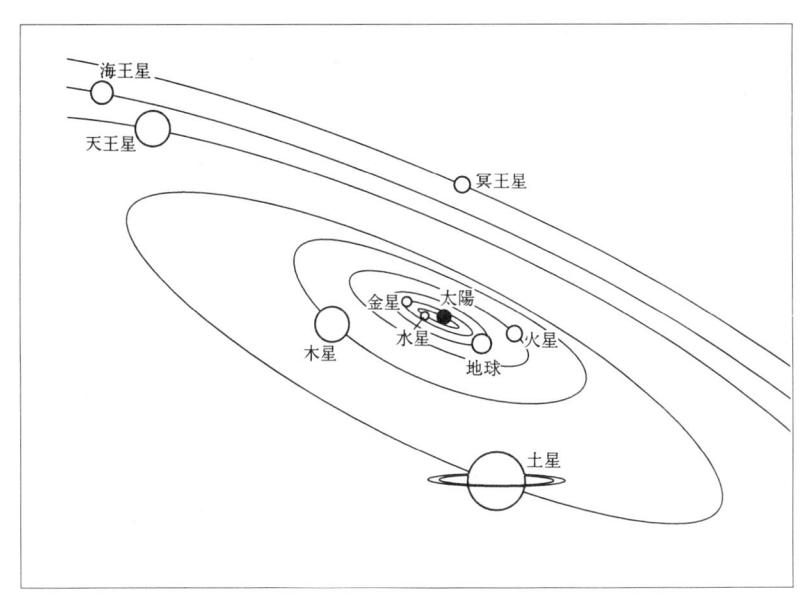

図13－1　太陽系

やがて星は自分自身の重みでつぶれ，最後に爆発し，その星が持っていたすべての物質を宇宙にまき散らした。このビッグバンによって，ずっと昔に存在した星ぼしから飛び散った物質は再び水素の雲の渦巻きに吸収され，やがて太陽系が誕生したと考えられている。

　46億年前に太陽とともに地球は形成され，冷却されて地殻と水が出来，10億年後には地表に生命が現れた。生物のそれぞれの種がその環境の中で生き残るための最大の可能性を獲得しようとした長い変化の端に人類は出現した。46億年の時間をかけて人の生きられる環境が出来たことになる。

2．1億分の1センチの世界

　宇宙のすべての物質は中性子，陽子そして電子という3つの基本要素からできている。これらの粒子は，驚くほど簡単な規則で組み合わさって，私たちが見たり，触れたりする物体を形作っている。中性子と陽子は強い引力で互いに結びつけられ原子核を作り，この原子核に電子は引き寄せられ，太陽の周りを星が回っているように，原子核の周りを回っており，原子はいわばミクロの太陽系といえる。

　原子の大きさは約1億分の1 cmで，その大部分が空っぽの空間になっており，原子を野球場にたとえると，原子核は中心においた直径1 cmのパチンコ玉の大きさで，その周りの空間を電子が走っているといってもよい。1番簡単な構造の原子は1個の陽子を持つ原子核の周りを1個の電子が回っている水素原子である。自然界にもっとも豊富な元素で，宇宙物理学者は水素からすべての原子は生まれたと考えている。水素の雲の塊が収縮して，中心部の温度が数百万度に達して起こった水素原子の融合により，ヘリウムが生まれた。水素の融合という原子核反応による原子エネルギーの供給によって，一時的に星の収縮は止まり，星の生涯の99％の間この融合は続く。水素がなくなり，融合が終焉すると星は再び収縮に向かい，中心部の温度が1億度に達すると，今度はヘリウムの融合が起こり，炭素が生まれる。このような核融合反応によって鉄に至る数多くの元素が生まれ，そして最後に星が押しつぶされる時の大爆発のエネルギ

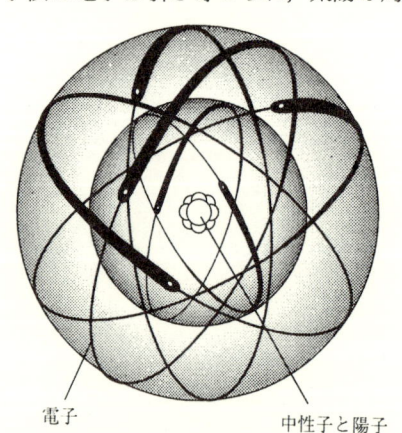

電子　　　　　中性子と陽子
中央の原子核には6つの陽子と6つの中性子
6つの電子の軌道を動く電子

図13－2　炭素の原子構造

ーによって鉄より重い鉛，金からウランに至る種々の元素が生まれたと言われている。

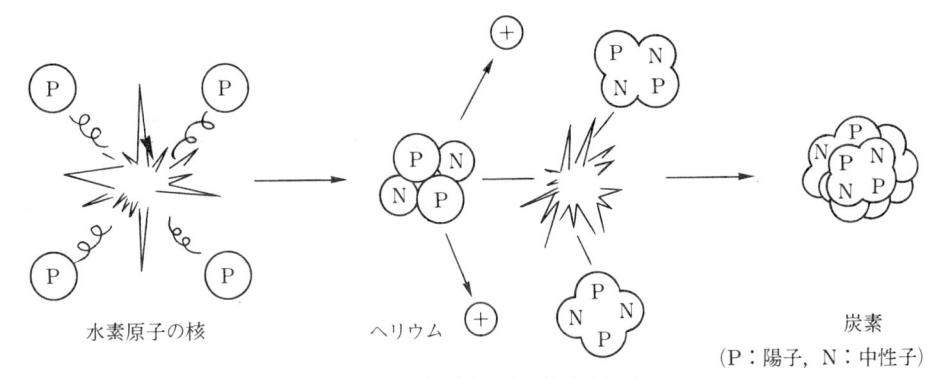

図13―3　核融合による元素の生成

水素は宇宙の成分のうち1番多い元素，2番目がヘリウムである（表13―2）。ヘリウムは2個の陽子と2個の中性子を原子核に含み，各陽子が1個ずつの電子を引きつけることができるので，原子核の回りに2個の電子を持っている。3番目が酸素で，8個の中性子

表13―1　宇宙の成分　（元素百分率）

成分元素	元素記号	含有量
水　素	H	93.3
ヘリウム	He	6.49
酸　素	O	0.063
炭　素	C	0.035
窒　素	N	0.011

と8個の陽子を含む原子核と8個の電子からできている。もっと多くの中性子と陽子を持つ原子もある。金や鉛のように重い元素の場合，その原子核は中性子と陽子を合わせて200個にもなる。天然に存在するもっとも大きく，重く，かつ複雑な原子はウランである。中性子148個，陽子92個の原子核と92個の電子から成り立っている。ウランの重さは最も小さくて軽い水素原子の約240倍である。鉛の原子核から3個の陽子を取り除き，金にするには星の収縮や爆発のようなとてつもない力が必要なので，人類の科学技術では鉛から金を作ることは不可能である。しかし，原子番号93から107の元素は原子核反応により人工的に作られたものである。現在発見されている原子は109種類で，それぞれの原子には元素名がつ

現在発見されている原子は109種類で，それぞれの原子には元素名がつけられ，名前の頭けられ，名前の頭文字から元素記号が決められている。1869年，メンデレーエフは原子が周期的に類似の性質を持つことから，最初の周期表を発表し，その後，原子を原子番号

（原子核の陽子数）の小さい順に並べ，現在の周期表が作られた。縦の列を族，横の列を周期という。

表13—2　元素の周期表（長周期型）

族周期	1	2	3	4	5	6	7	8	9	10	11	12	13	14	15	16	17	18
1	1 H 水素 1.008																	2 He ヘリウム 4.003
2	3 Li リチウム 6.941	4 Be ベリリウム 9.012											5 B ホウ素 10.81	6 C 炭素 12.01	7 N 窒素 14.01	8 O 酸素 16.00	9 F フッ素 19.00	10 Ne ネオン 20.18
3	11 Na ナトリウム 22.99	12 Mg マグネシウム 24.31											13 Al アルミニウム 26.98	14 Si ケイ素 28.09	15 P リン 30.97	16 S 硫黄 32.07	17 Cl 塩素 35.45	18 Ar アルゴン 39.95
4	19 K カリウム 39.10	20 Ca カルシウム 40.08	21 Sc スカンジウム 44.96	22 Ti チタン 47.87	23 V バナジウム 50.94	24 Cr クロム 52.00	25 Mn マンガン 54.94	26 Fe 鉄 55.85	27 Co コバルト 58.93	28 Ni ニッケル 58.69	29 Cu 銅 63.55	30 Zn 亜鉛 65.39	31 Ga ガリウム 69.72	32 Ge ゲルマニウム 72.61	33 As ヒ素 74.92	34 Se セレン 78.96	35 Br 臭素 79.90	36 Kr クリプトン 83.80
5	37 Rb ルビジウム 85.47	38 Sr ストロンチウム 87.62	39 Y イットリウム 88.91	40 Zr ジルコニウム 91.22	41 Nb ニオブ 92.91	42 Mo モリブデン 95.94	43 Tc テクネチウム (99)	44 Ru ルテニウム 101.1	45 Rh ロジウム 102.9	46 Pd パラジウム 106.4	47 Ag 銀 107.9	48 Cd カドミウム 112.4	49 In インジウム 114.8	50 Sn スズ 118.7	51 Sb アンチモン 121.8	52 Te テルル 127.6	53 I ヨウ素 126.9	54 Xe キセノン 131.3
6	55 Cs セシウム 132.9	56 Ba バリウム 137.3	57～71 La-Lu ランタノイド ルテチウム	72 Hf ハフニウム 178.5	73 Ta タンタル 180.9	74 W タングステン 183.8	75 Re レニウム 186.2	76 Os オスミウム 190.2	77 Ir イリジウム 192.2	78 Pt 白金 195.1	79 Au 金 197.0	80 Hg 水銀 200.6	81 Tl タリウム 204.4	82 Pb 鉛 207.2	83 Bi ビスマス 209.0	84 Po ポロニウム (210)	85 At アスタチン (210)	86 Rn ラドン (222)
7	87 Fr フランシウム (223)	88 Ra ラジウム (226)	89～103 Ac-Lr アクチノイド ローレンシウム	104 Uuq	105 Unp	106 Unh	107 Uns	108 Uno	109 Une	新IUPAC方式によって，原子量および族番号を表記した（1993年）。従来の亜族方式もカッコつきで併記し，放射性同位体の相対原子質量は（　）内に表示している。

| 6 | ランタノイド | | 57 La ランタン 138.9 | 58 Ce セリウム 140.1 | 59 Pr プラセオジム 140.9 | 60 Nd ネオジム 144.2 | 61 Pm プロメチウム (145) | 62 Sm サマリウム 150.4 | 63 Eu ユウロピウム 152.0 | 64 Gd ガドリニウム 157.3 | 65 Tb テルビウム 158.9 | 66 Dy ジスプロシウム 162.5 | 67 Ho ホルミウム 164.9 | 68 Er エルビウム 167.3 | 69 Tm ツリウム 168.9 | 70 Yb イッテルビウム 173.0 | 71 Lu ルテチウム 175.0 |
| 7 | アクチノイド | | 89 Ac アクチニウム (227) | 90 Th トリウム 232.0 | 91 Pa プロトアクチニウム 231.0 | 92 U ウラン 238.0 | 93 Np ネプツニウム (237) | 94 Pu プルトニウム (239) | 95 Am アメリシウム (243) | 96 Cm キュリウム (247) | 97 Bk バークリウム (247) | 98 Cf カリホルニウム (252) | 99 Es アインスタイニウム (252) | 100 Fm フェルミウム (257) | 101 Md メンデレビウム (258) | 102 No ノーベリウム (259) | 103 Lr ローレンシウム (262) |

　性質の似たもの同士を集めた族の違いを知るため，原子番号1から18までの原子の電子配置を見ると（表13—3），電子殻はK殻，L殻，M殻，N殻に大別され，さらにs, p, d, fなどの電子軌道に分かれている。電子はエネルギーの低い軌道が複数あるときは空の軌道から入る。しかし1つの軌道に2つの電子しか入れない。

　18族の原子に注目すると，ヘリウム(He)，ネオン(Ne)，アルゴン(Ar)，クリプトン(Kr)，キセノン(Xe)，ラドン(Ru)がある。これらの元素は不活性元素と呼ばれ，他の原子と結合したり，同じ原子同士で結合することは非常に稀で，単独で安定に存在している。これらの元素の電子配置は，ヘリウムを除いて最外殻の電子が8個の電子で満たされている。この配置は，エネルギー状態が安定なために原子は不活性という性質をもつ。ところが他の族の原子は，そのままでは安定ではないので，他の原子と結合して18族の原子と原子と同じように安定な状態になろうとする。これを化学結合という。

表13-3 電子配置

電子殻		K	L		M			N			
		s	s	p	s	p	d	s	p	d	f
1	H	1									
2	He	2									
3	Li	2	1								
4	Be	2	2								
5	B	2	2	1							
6	C	2	2	2							
7	N	2	2	3							
8	O	2	2	4							
9	F	2	2	5							
10	Ne	2	2	6							

電子殻		K	L		M			N			
		s	s	p	s	p	d	s	p	d	f
11	Na	2	2	6	1						
12	Mg	2	2	6	2						
13	Al	2	2	6	2	1					
14	Si	2	2	6	2	2					
15	P	2	2	6	2	3					
16	S	2	2	6	2	4					
17	Cl	2	2	6	2	5					
18	Ar	2	2	6	2	6					

3．化学結合

2個以上の原子が結合した粒子を分子といい，原子間の結合を化学結合という。単一の元素からなる物質を単体といい，2種以上の元素からなる物質を化合物という。例えば，水素，窒素，酸素，塩素は単体で，水，メタンは化合物である。

(1) イオンとイオン結合

食塩はNaClという化合物である。ナトリウムNa原子の電子配置は安定な18族のネオンNe原子と比較すると3s軌道に電子が1個多い。したがってナトリウム原子は最外殻の電子（価電子）1個を放出しやすい。電子を1個放出するとナトリウム原子は電気的な釣り合いが壊れ，全体として＋1に帯電し，一価のナトリウムイオンNa^+になる。

また，塩素Cl原子は電子1個を受け取り，18族のアルゴンAr原子と同じ電子配置となり安定となる。電子1個を受け取ると一価の塩化物イオンCl^-になる。

ナトリウム原子と塩素原子が衝突すると，これらの原子の間で電子の授受が行われ，それぞれNa^+とCl^-となり安定化する。2つのイオンは正と負で互いに引き合って結びつき，食塩NaClとなる。このような結合をイオン結合という。

(2) 共有結合

水H_2OやメタンCH_4などの化合物や，酸素O_2や窒素N_2などの単体では，水素H原子，酸素O原子，炭素C原子がそれぞれの電子軌道を重ね合い，1個ずつ電子を出し合って1対の電子を共有することで結びつく。分子中の各原子の電子配置は18族元素のそれと同じになり安定化する。このような結合を共有結合という。共有された電子対は共有電子対

という。

(3) 配位結合

アンモニウムイオン NH_4^- には，窒素N原子と水素H原子がそれぞれの電子軌道を重ね，1個ずつの電子を出し合って互いに共有することで結合する共有結合と，一方の原子から電子対が提供され，これを共有する配位結合がある。

(4) 金属結合

鉄Feや金Auなどの金属は単体が多い。金属原子は最外殻の電子（1～3個）を放出して陽イオンとなり，18族の元素と同じ電子配置をとり安定となる。放出された電子は金属イオンの間を自由に動きまわり，金属イオン間の反発を弱め，それらを結びつける。これを金属結合といい，この結合が金属の美しい光沢，展性・延性や熱や電気の良導体などの原因である。

4．分子の誕生

原子は宇宙を漂う間に衝突して，原子どうしがくっつくチャンスが生まれ，分子ができた。水素原子2個から水素原子ができ，酸素原子1個に水素原子2個が結びついて水の分子ができる。水素原子4個と炭素原子1個のメタンや，水素原子3個と窒素原子1個のアンモニアなどが宇宙塵に見つかっている。

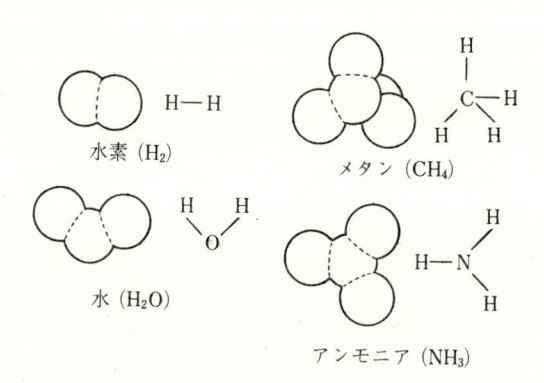

図13－4　宇宙塵の分子たち

誕生した地球には星ぼしで作られた様々な原子と宇宙塵を構成する簡単な分子が吸収された。地球上の軽い原子や分子は宇宙に拡散していったが，重い原子や，地球内部に取り込まれた原子や分子はそのまま封じ込められた。1952年，S. Miller は原始地球上にあったと考えられている水素，水蒸気，アンモニアやメタンなどを混合して放電すると，生命の基本構成単位となるアミノ酸や核酸ができることを実験で証明した。

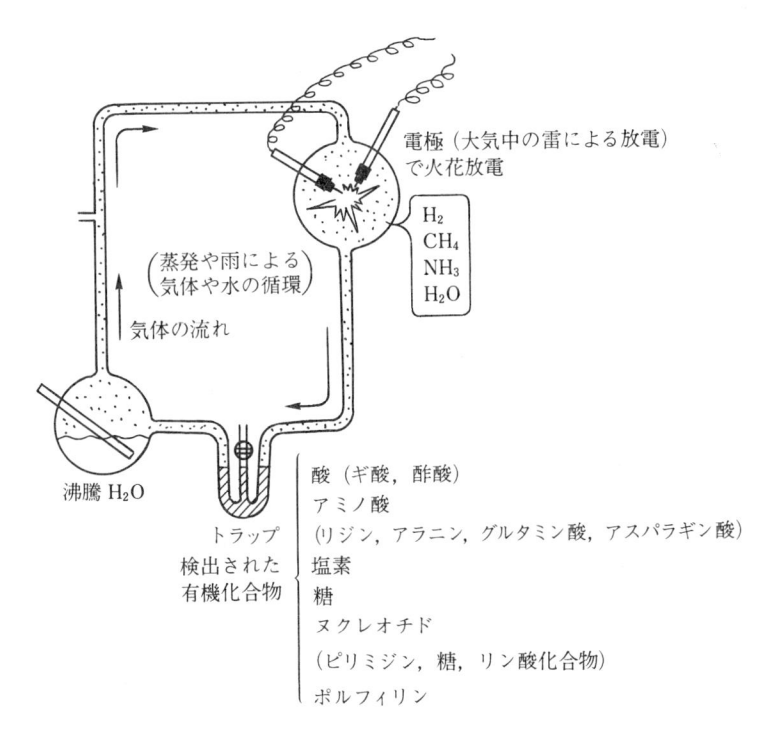

図13—5　ミラーの原始地球再現実験装置

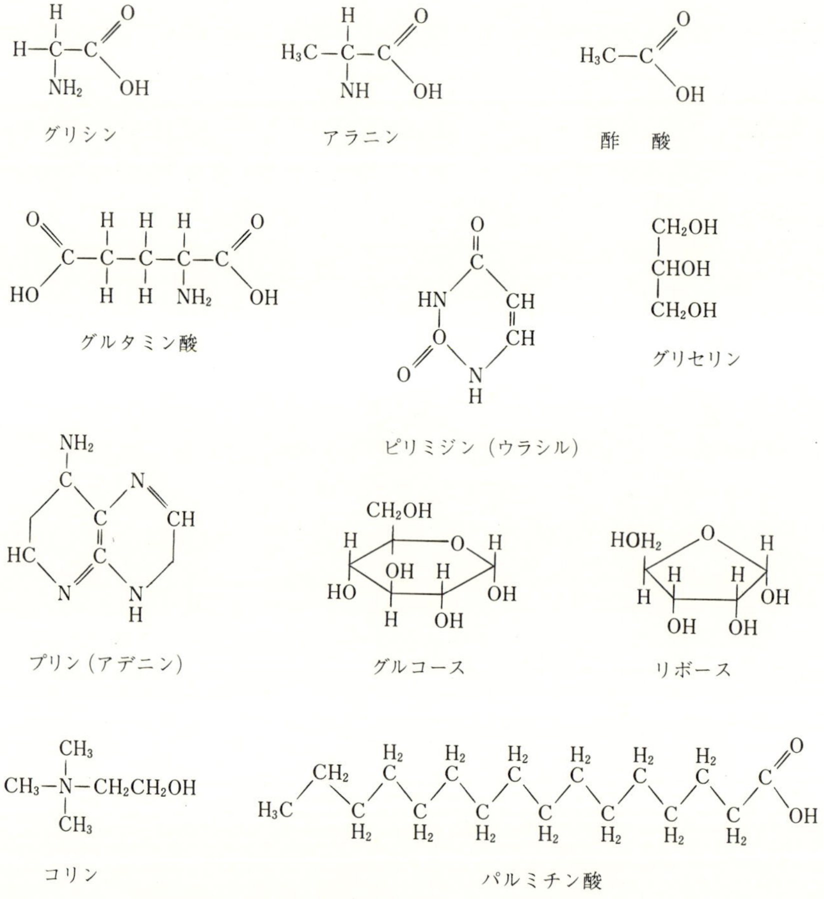

図13—6　原始地球再現実験で検出された有機化合物

3．海と空の形成

　「地球は青く美しい惑星」宇宙飛行士毛利さんが伝えた青い海は，大気とともに地球の内部から生まれた。地球誕生期の活発な火山活動によって，溶岩の中にとらえられていた水蒸気や宇宙の塵が地表に放出され，冷えて水になり，地表の低いところに流れて海を作った。激しい雨が地表に降り注ぎ，大気に含まれていた多くの物質を溶かして海に運び，海は最初の生命誕生の場となった。

　原始大気の水素は地殻成分と反応するか，軽いので宇宙にとばされて失われ，火山ガスの主成分である水，二酸化炭素，硫黄酸化物及び少量成分の窒素，硫化水素からなる大気ができたが，二酸化炭素と硫黄酸化物は地殻物質と反応し，そして水は海となって迅速に

除去されたので，窒素ガスだけが残り，大量に蓄積された。原始大気には酸素は全く含まれておらず，10億年前に出現した光合成機能を持つ生物によって初めて生産されたことが大量のストロマトライトによって確認されている。

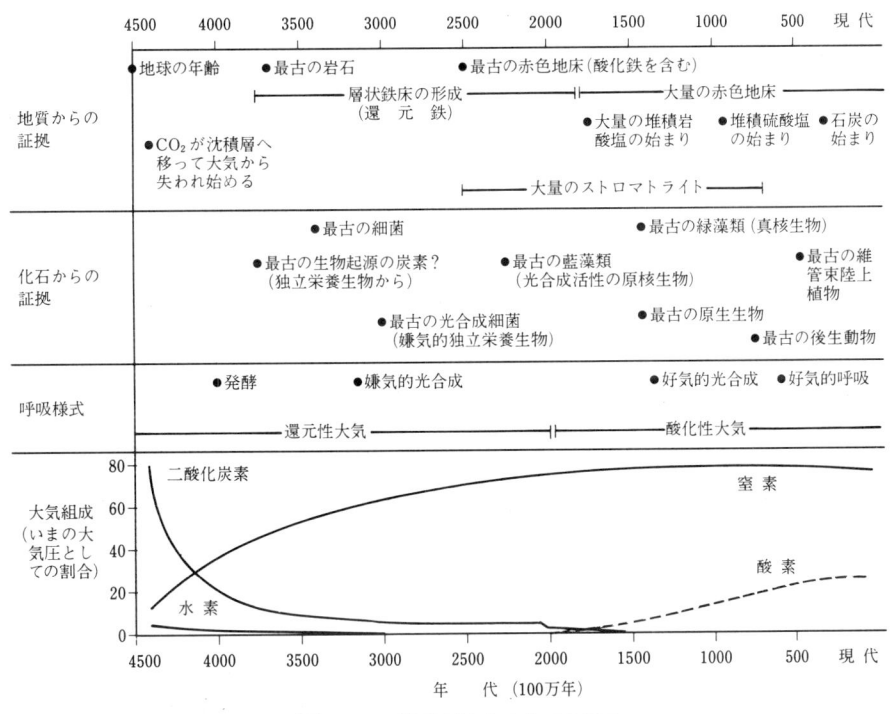

図13－7　酸素が出来るまでの歴史

ストロマトライトは，光合成によって地球上に出現した酸素によって，海水に溶けていた鉄が酸化されてできた赤と黒の縞模様のある赤鉄鋼の堆積物で，この光合成は藍藻類(シアノバクテリア) といわれる原核生物によって行われた。ストロマトライトの縞は，シアノバクテリアの繁殖と自らが発生した酸素により燃え尽き死んだことを物語っている。生物の光合成により次第に大気中の酸素が増加していったと考えられる。他に，酸素は原始大気中の水が太陽の紫外線によって光分解して水素とともに供給されたという説もある。大気中の酸素の量が増大すると紫外線によって酸素ガスからオゾン層ができ，オゾン層が紫外線を吸収して，紫外線が遮断されると，生物は水の中から陸上に進出することが出来，生物の進化のドラマが始まった。

4．生物進化

　原子地球大気再現実験によりアミノ酸や核酸の生成が確認されており，これらからタンパク質やDNAが作られるとしても，無生物から生物への進化はいまだ謎に包まれている。地核プレートがぶつかっている深海の熱水噴出口が，生命のゆりかごとして，偶然の化学反応の結果生じたという科学者もあるが，生命誕生は必然的と考える科学者もいる。ベイエリンクはタバコの葉の病気の原因を調べている時，自己再生の能力は持っているが，材料もエネルギーも持っていない，生物であるが生物でない物を見つけてウイルスと名付けた。大きさも無生物と生物の中間で，ウイルスが生物への一歩ではないかという説もある。
　原核生物であるシアノバクテリアは，10億年前に存在していたことがストロマトライトの化石によって明らかである。単細胞から多細胞への進化を通して4億年前に最初の脊椎動物の原始魚類が出現した。浅瀬に取り残された魚が肺とよちよち歩ける鰭を持ったとき，生き残るチャンスを2倍にした両生類が誕生した。2.5億年前に体長3mの両生類は全盛期を迎えた。やがて皮膚の丈夫な爬虫類の祖先の恐竜が出現し，陸上の豊富な食べ物によって，体長20m体重30トンにまで肥大化した。2億年前，爬虫類の一種で，厳しい地域に生活し始めた生物は，毛や羽を持ち体温を調節し，鳥になった。爬虫類の一部は早く動けるように4本の足と歯を持ち，ほ乳類として進化した。5千年前から7千年前の気候変動と地核変動によって恐竜が減ると，哺乳類は木から降りた。手を持った動物はそれを使うことにより脳中枢が発達し，過去の経験を蓄え，将来の行動を計画できる能力が高まり，ついに人類にまで進化したのである（図13－8）。この最適者生存の法則によって，上に述べた生物の進化が行われたというのがダーウィンの自然淘汰である。現代では生物の進化はDNAの変化として説明されている。J・ワトソンとF・クリックによる20世紀最大の発見と言われるDNAの二重ラセン構造と複製のメカニズムでは，自然淘汰はDNAの長い鎖の中のいくつかが損傷したり，置き換わったり，脱落したりしてDNAに変異が起こることによると考えられている。個体の生存が増大するような変異は種全体に広がるが，不利な変異が生じたものは生き残れなかった。生物はDNAの複製によって自分と同じものを作るがこのコピーは完全ではなく，小さな変化が何百万，何千万の世代の経過により，今の地球上に存在する様々な生物を作ったと考えられる。

第13章 地球環境の誕生　93

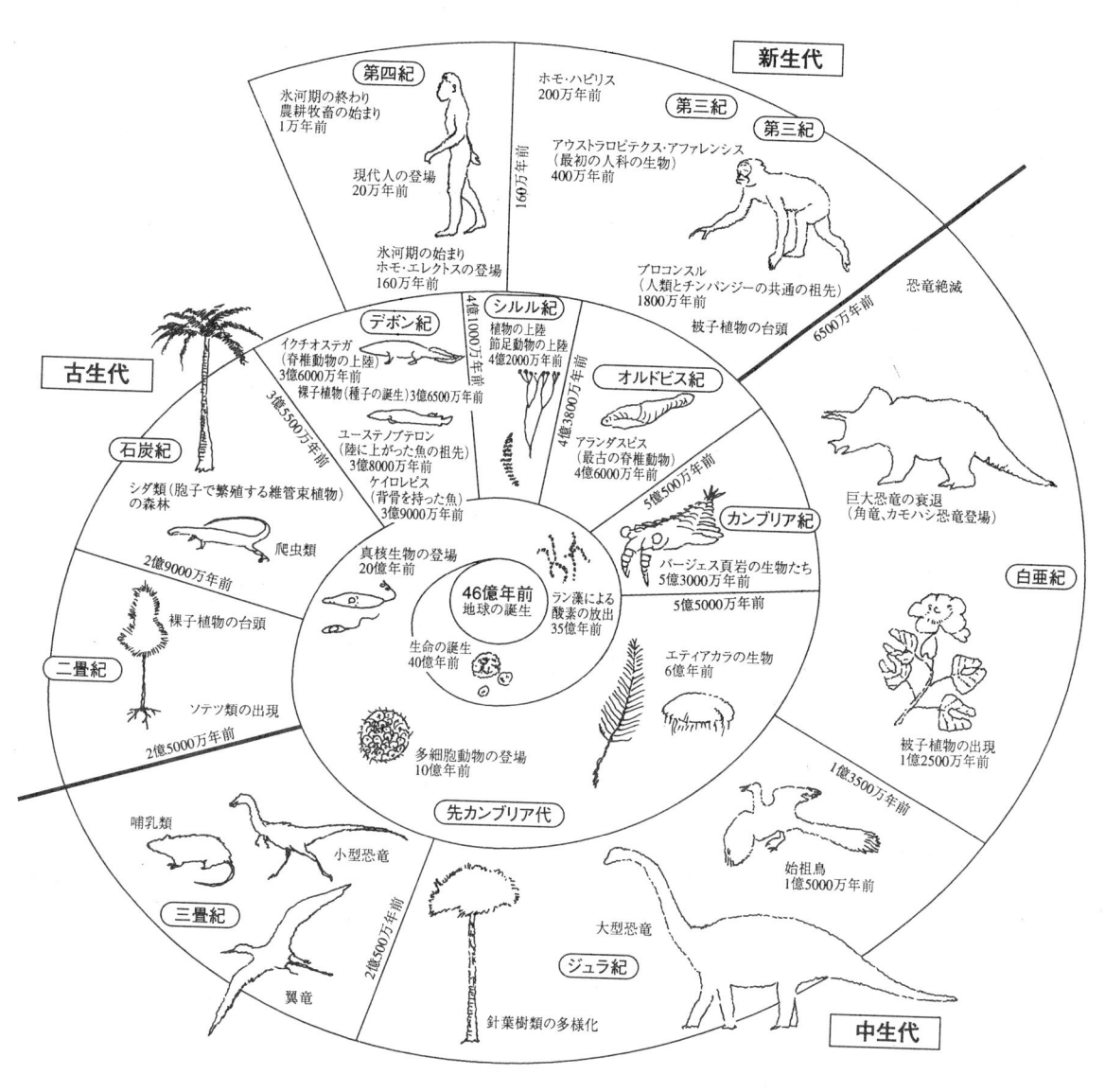

図13－8　生物進化

第14章　環境問題

　地球誕生以来，45億年の長い時間をかけて人類が生存できる環境が整備されてきた。たぶん，その変化は極めて穏やかであったであろうことは現代の環境変化から推測される。人類が生存して350万年のほとんどは飢えと貧困の歴史であったが，いま我々は快適な生活を手に入れている。人口の増加は大量生産，大量消費という経済システムによって支えられ，高度大衆消費社会の中で，多くの人がかつての王様以上の生活を楽しんでいる。しかし，大量生産，大量消費は資源の枯渇を招き，環境問題をもたらしている。総理府の調査では，水質汚濁やゴミなどの身近な環境問題についての関心は大変高く，規制が必要と考える人が50％以上いる反面，実際に環境によくない商品を買わないように行動している人は20％と，意識と行動の間にはずれがある。さらに，「分からない」「知らない」や「関心がない」人が10％もおり，環境問題に対して意識を持たないこれらの人達が「ひとりぐらい」「少しだけ」とゴミや有害物質を捨てると，全体の環境を損う結果になる。大気汚染，水質の悪化やゴミの増加といった人間活動による環境問題や世界規模での人口増加，地球の温暖化，フロンガスによるオゾンホール，酸性雨，野生生物種の減少等，地球全体に影響を及ぼす問題は空間的にも，また将来の世代にもわたる影響という時間的な点でも深刻な問題になっている。今後これらの問題を科学的に判断し，限られた空間と資源と多くの人口を維持しながら地球環境を守る方法を見つけていくことが急務である。まず長い年月にわたって整えられてきた地球環境において今何が起こっているのか，そしてどのような対策が必要なのかを考えて，一人ひとりが環境によい行動をしよう。「Think globaly, Act locally」

１．人口増加

　世界の人口は，西暦元年頃には約３億人であったが，1700年中頃の産業革命後には7.3億人に増加し，1950年には25.2億人，そして1990年には42億人となった。かつて1000年に２倍の増加が，最近では50年に２倍になっており，国連の推計では2050年に世界人口が100億人を越えると見積もられている(図14－１)。人口は人間活動の基盤となる指標であり，人

口の増加は食糧を始めとして様々な資源の増産を必要とし，そのために大量のエネルギーを必要とする。エネルギーの大量使用が現在の環境問題の一因であることを考えると，2050年にはもっと深刻な環境破壊が予想される。日本では100年前まで，食糧不足や戦争によって人口はほぼ一定であったが，第2次大戦後，爆発的に人口が増加して産児制限が必要な事態になった。生活の向上や教育の充実により，出生数は昭和24年の270万人から現在119万人に下がり，1人の女性が生涯に産む子供の数は1.46人と少子社会となっている。一方，中国では人口増加を抑えるため，原則として一家一子制度が強制的に進められている。図14-1に見られるように今後の人口増加は開発途上国で起こると推定されており，産児制限が必要になる。車社会の安全を守る車間距離と同様に，動物社会では1 km²に1.4人が限界と言われ，現在日本ではこの限界の230倍になっている。人間社会の安全を守る限界人口に近づきつつあることは確実である。

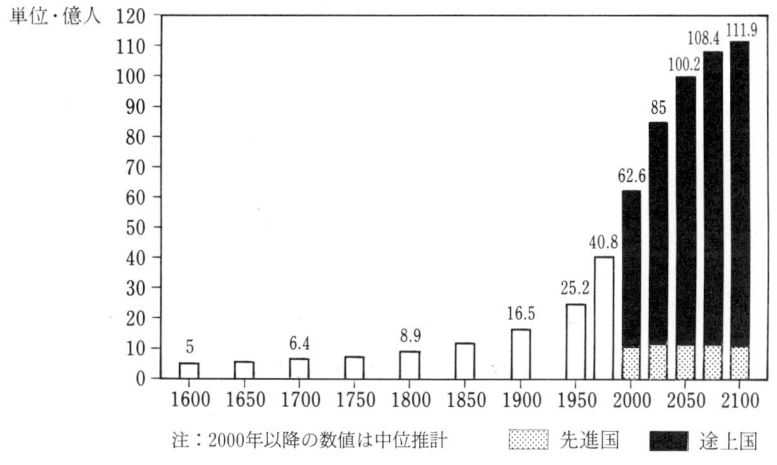

図14-1 世界人口の推移と予測
(資料：国連「WORLD POPULATION PROJECTION(1992)」，厚生省『人口統計資料集』等より環境庁)

2．人間活動とエネルギー

人間活動の始まりは火の使用で，物を燃やすことによって熱や光を得て，安全で容易な住環境を作り，加熱することにより食べ物の種類を増やし，病原菌から身を守り，金属やガラスなどから道具を作って人類はその数を増やしてきた。たぶん最初の燃料は枯れ草や落木で，人間活動の増大に伴い，木材がエネルギー資源として使用されることになったと考えられる。木を燃やしたとき発生した煤や煙が人間が出した最初の大気汚染物質になり，さらに，木材の大量使用は森林を破壊し，森の生態系を破壊して，砂漠化などの環境破壊

を引き起こしたと言われている。石炭や石油等，化石燃料の開発は森林破壊を防止し，高い熱量をもたらし，そしてその後の人口の増加や人間活動のエネルギーを支えたが，同時に数多くの環境破壊をもたらした。石油，石炭は燃焼によって大量のエネルギー，二酸化炭素や水とともに，硫黄酸化物，窒素酸化物，炭化水素や一酸化炭素など種々の大気汚染物質を生じた。他方，原子力は膨大なエネルギーを生じ，上記の大気汚染物質や二酸化炭素を発生しないが，チェルノブイリ原子力発電所の事故など，事故による放射能漏れによる被害は深刻で,被爆した地域の子供たちに甲状腺ガンが多発していると報告されている。また，原子力発電等による放射性廃棄物の処理方法が未解決で，時間とともに廃棄物が大量に蓄積されている。

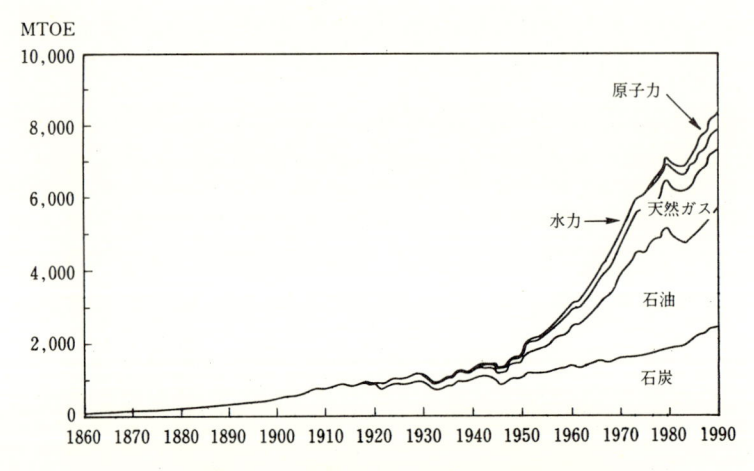

図14－2　世界の一次エネルギー供給の推移

(資料：資源エネルギー庁「エネルギー政策の歩みと展望」)

一方，太陽から地球が受けるエネルギーは年間1.4×10^{24}kcalで，現在人類が使用しているエネルギーの約1万倍で，しかもクリーンで，大気汚染や放射能などの心配もない。しかし，太陽温水器や太陽電池などは，天候や場所により太陽エネルギーが集中化されないので，必ずしも有効利用されていなかった。今後の世界人口の増加や世界規模の豊かさをまかなう新しいエネルギーとして，太陽のように水素原子の核を融合してヘリウムにする核融合の研究や，莫大な海水から水素を取り出し，クリーンで安い燃料にする研究が進められている。他にバイオマスの効率化や地熱利用等，多様な取り組みが行われている。主なエネルギー資源と熱量を表14－1に示した。

表14—1 各エネルギー資源と熱量

エネルギー源	kJ/g	kcal/g
木，木炭	8〜27	2〜6.5
石　炭	19〜32	4.5〜7.5
石　油	40〜42	9.5〜10
ガソリン	48	11.5
天然ガス	50	12
水素ガス	142	33.9
原子力(ウラン)	8×10^7	1.8×10^7

3．大気汚染

　大気汚染は火山の噴煙から始まった。1700年代の産業革命以来，化石燃料の大量使用により工場から出る硫黄酸化物や一酸化炭素など，産業活動による有害物質の排出が大気汚染の中心だったが，最近の都市における大気汚染の約60％が自動車の排気ガスである窒素酸化物によると言われている。また，二酸化炭素やフロン，さらには，ハウスダストや花粉等，それ自体は有害でない物質によっても動植物の生存が脅かされ始めている。代表的な大気汚染問題を次に示す。

(1) 光化学スモッグ

　窒素酸化物（NO_2）から生じる活性酸素（O）は炭化水素（RH）と連鎖的に反応してオゾン（O_3）（2式）やPAN（RCO_2, NO_2）やアルデヒド（RCHO）（3，4式）を発生し，さらに，この活性酸素は硫黄酸化物（SO_2）と反応して硫酸（H_2SO_4）などを生じる（5式）。これらが光化学スモッグの原因となる。光化学スモッグは呼吸器や目の粘膜を刺激し，喘息などを引き起こす。窒素酸化物の多くは自動車の排気によるといわれ，燃費のよい小型自動車の使用や自動車に乗らない等の配慮とともに窒素酸化物を除く触媒の開発などが期待される。

$$NO_2 \longrightarrow NO + O \quad \cdots\cdots(1)$$

$$O_2 + O \longrightarrow O_3 \quad \cdots\cdots(2)$$

$$RH + O \longrightarrow RCO\cdot + O_2 \longrightarrow RCO_3\cdot + NO_2 \longrightarrow RCO_3NO_2 \quad \cdots\cdots(3)$$

$$\longrightarrow\ + RH \longrightarrow RCHO \quad \cdots\cdots(4)$$

$$SO_2 + (O) \longrightarrow SO_3 + H_2O \longrightarrow H_2SO_4 \quad \cdots\cdots(5)$$

(2) 酸性雨

化石燃料の使用によって，自動車や工場から排出された硫黄酸化物や窒素酸化物が，大気中で硫酸や硝酸等に変化して，雨に取り込まれ，雨がpH5.6以下の酸性になったものを酸性雨といい，時には酸性雪や酸性霧もある。ドイツのシュバルツバルトの酸性雨の被害は深刻で，多くの木が立ち枯れている。また酸性雨により湖沼のpH低下で生態系の破壊や有毒物質の溶解が心配されている。またパルテノン神殿など古代からの貴重な文化財にも被害が出ている。我が国でも欧米とほぼ同程度の酸性雨が観測されており(図14－3)，杉や松の立ち枯れが問題になっている。

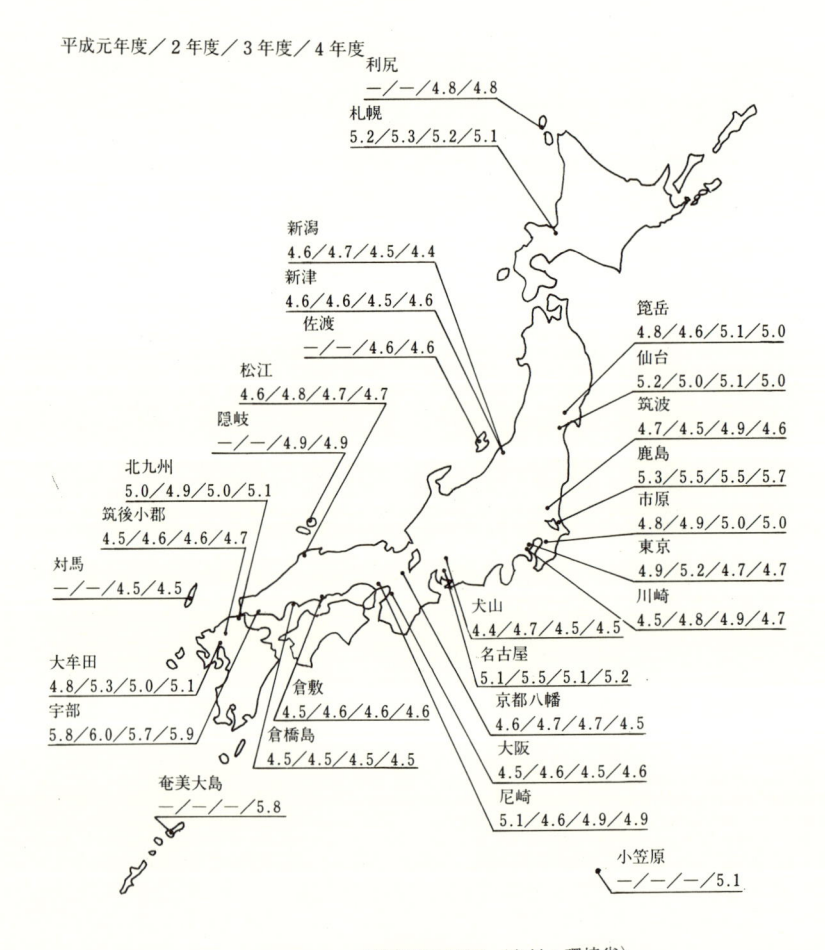

平成元年度／2年度／3年度／4年度

利尻 －／－／4.8／4.8
札幌 5.2／5.3／5.2／5.1
新潟 4.6／4.7／4.5／4.4
新津 4.6／4.6／4.5／4.6
佐渡 －／－／4.6／4.6
松江 4.6／4.8／4.7／4.7
隠岐 －／－／4.9／4.9
北九州 5.0／4.9／5.0／5.1
筑後小郡 4.5／4.6／4.6／4.7
対馬 －／－／4.5／4.5
大牟田 4.8／5.3／5.0／5.1
宇部 5.8／6.0／5.7／5.9
奄美大島 －／－／－／5.8
倉敷 4.5／4.6／4.6／4.6
倉橋島 4.5／4.5／4.5／4.5
箟岳 4.8／4.6／5.1／5.0
仙台 5.2／5.0／5.1／5.0
筑波 4.7／4.5／4.9／4.6
鹿島 5.3／5.5／5.5／5.7
市原 4.8／4.9／5.0／5.0
東京 4.9／5.2／4.7／4.7
川崎 4.5／4.8／4.9／4.7
犬山 4.4／4.7／4.5／4.5
名古屋 5.1／5.5／5.1／5.2
京都八幡 4.6／4.7／4.7／4.5
大阪 4.5／4.6／4.5／4.6
尼崎 5.1／4.6／4.9／4.9
小笠原 －／－／－／5.1

図14－3　酸性雨の状況　(資料：環境省)

(3) フロンによるオゾンホール

オゾンは酸素が太陽の紫外線を吸収して作られ，紫外線を吸収して酸素に分解されている酸素の同素体で，特有な臭いのする微青色の気体。乾いた酵素ガス中で無声放電により生ずるオゾンは酸化力が強く，殺菌・消毒・漂白などに使用される。大気中でオゾンを比較的多く含むオゾン層は，地表25〜35kmの間に中心のある幅20kmの層で，1気圧に圧縮すると3mmの厚さになるほど少ないオゾンの分子からできている。オゾン層は地表に届く有害な紫外線(250nm)を約 $1/10^{30}$ に減少するので，紫外線は地表にほとんど到達しない。

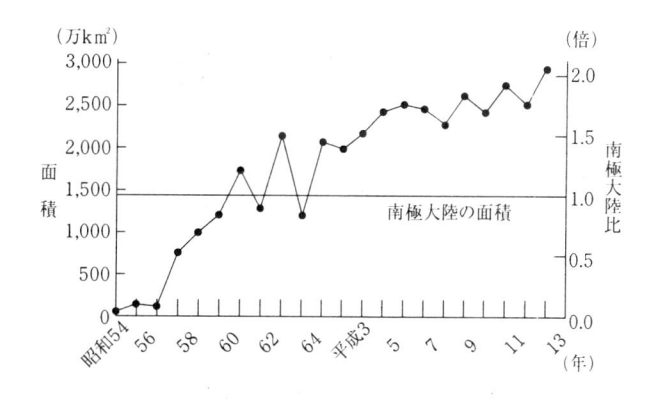

図14-4 オゾンホールの規模の推移（出典：気象庁『オゾン層観測報告2000』）

オゾン層は紫外線による細胞の損傷によって皮膚ガンになるのを防ぎ，植物やプランクトンの生育を守っている。この大切な命のバリアーであるオゾン層は，ハロンの一種フロンガスによって，1993年に約80万トンも壊された。フロン（CFC11やCFC12）はエアゾルとしてムースやスプレイ等日常生活からコンピュータの集積回路の洗浄，スポンジ製造の発泡剤，冷蔵庫やエアコンの冷媒剤，消火剤や農薬と広く使用されてきた人工の化合物である。フロンは化学的に安定で，大気中で分解されず成層圏に達し，太陽の紫外線によって分解されると，塩素原子や臭素原子を放出する(1，2式)。これらがオゾンを破壊する反応が連鎖的に起こり(3式)→(4式)→(3式)→(4式)→(3式)，1分子のフロンが1万分子のオゾンを壊すと言われる(図14-5)。

〈反応式〉　フロン11　$CCl_3F \longrightarrow CCl_2F + Cl$ ……………………………………………(1)
　　　　　　フロン12　$CCl_2F_2 \longrightarrow CClF_2 + Cl$ ……………………………………………(2)
　　　　　　　　　　　$Cl + O_3 \longrightarrow ClO + O_2$ ……………………………………………(3)
　　　　　　　　　　　$ClO + O \longrightarrow Cl + O_2$ ……………………………………………(4)

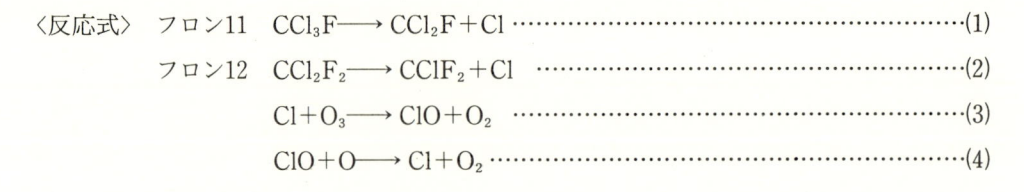

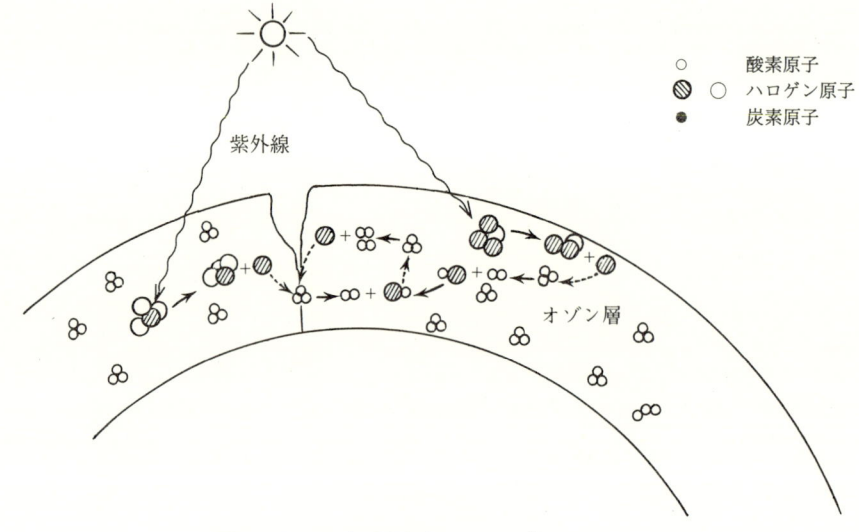

図14−5　オゾン層破壊のメカニズム

　1975年，ローランドらがフロンによるオゾン層の破壊を予告して10年後，南極上空にオゾンホールが確認され，以後，オゾンホールは拡大し，オゾンの破壊量は明らかに増加している(図14−4)。オゾン層の破壊により予測される世界的な被害と，オゾン層の回復の難しさを考慮して，オゾン層保護のために2000年までに特定フロンの生産全廃がウィーン条約及びモントリオール議定書によって取り決められた。これらフロンの回収と分解，および代替物の開発などが必要である。

(4) 地球の温暖化

　地球は太陽から受ける熱の吸収と放出のバランスのもとに平均気温15℃を保っている。石炭や石油の大量使用は前に述べた大気汚染物質の発生だけでなく、二酸化炭素も大量に発生する。二酸化炭素は熱を吸収するので、熱のバランスが崩れ、地球温暖化の原因となる。世界の二酸化炭素排出量は最近40年間で4倍に増え、約60億トン（炭素概算）になっている。世界人口の10％未満を占める先進国で、世界の50％を排出しており、今後、途上国の開発が進むと、二酸化炭素の大気成分含量が0.04％を越えると予想される。他にもメタンやフロンなど大気に排出された気体も太陽の輻射熱を吸収するので、地球の温暖化はさらに進行すると予想される。2001年気候変動に関する政府間パネル（IPCC）の報告によると、20世紀における温暖化の程度は過去1000年の間で最も著しかったとしている。また、今後2100年までに1.4～5.8℃の地上気温の上昇が予測されている。このような温暖化により、①極地や高山の氷河の融解等により海面上昇（9～88cm）を引き起こすと予測され、海岸線の後退等多大な影響を与えると考えられる。②また、温度の上昇が動植物の生態系に及ぼす影響も重大で、一部の種は深刻な絶滅の危機に曝される。農作物生産も温暖化の程度が大きければ悪影響を受け、食糧危機をもたらす。③さらにマラリヤ等が気候変化によりその伝染可能性の地理的範囲を拡大することが予想され、健康への影響も予測される。

　地球温暖化対策は、平成9年に採択された京都議定書により、法的拘束力のある数量化により6％削減が約束され、その実現に向けた取り組みが進められている。

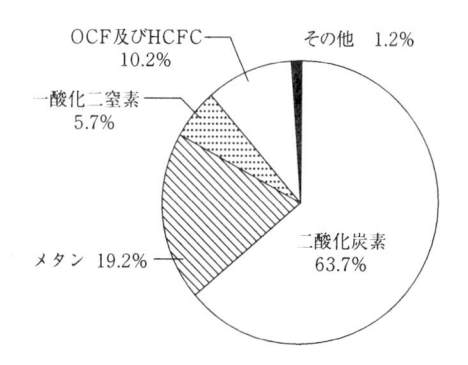

図14－6　産業革命以降人為的に排出された温室効果ガスによる
　　　　地球温暖化への直接的寄与度（1992年現在）
　　　　資料：IPCC『第2次評価報告書』より環境省作成

（円グラフ内訳）
- 二酸化炭素　63.7%
- メタン　19.2%
- OCF及びHCFC　10.2%
- 一酸化二窒素　5.7%
- その他　1.2%

4．水質汚濁

　水は多くの物質を溶かす性質を持っているので，排出された有毒物質の多くが水に溶けて水質汚濁をもたらした。水の浸食作用や火山の噴火による汚濁もあるが，明治20年代報告された足尾銅山の鉱毒事件から昭和30年代のメチル水銀による水俣病，カドミウムによるイタイイタイ病などにいたる公害事件は，有害物質の排出による人為的な水質汚濁で，多くの犠牲者を出した。昭和40年代から重金属や有害化学物質について排出規制の実施によって工場の下水設備が完備され，多くの公害が抑制された。しかし，最近東京湾や瀬戸内海などの閉鎖水域や河川の水質汚濁や，湖沼などの富栄養化の進行が著しく，生活排水がその主な原因と言われている。

(1) 有害物質による水質汚濁

　水俣病は，1940年頃から水俣に脳性小児麻痺の患者が多発した公害事件で，1963年その原因が水銀によることが判明したが，患者3000人以上，死亡者は100人以上になった。プラスチックプラントで触媒として使われていたクロロメチル水銀が工場の排出口から水俣湾に流れ，プランクトンや魚に濃縮され，この魚を食べることによって水銀が人体に濃縮された。脳や脂肪組織に濃縮された水銀は体内の酵素と結合して酵素作用を妨害し，脳神経を侵したことが明らかになった。水銀など有害物質は生態系で100万倍にまで濃縮されるので，最初の水質汚濁がたとえ非常に微量でも，食物連鎖の最上階にある人間にとって危険なことから，その後有害物質については定期的な水質検査と厳しい規制が行われている。

(2) 非有害物質による水質汚濁

　東京湾では水域の汚濁の70％が生活排水によると言われ，多くの人間が生活していると多くの汚れが出る。1人1日の水質汚濁負荷量はBOD値で43g，生活雑排水は屎尿の約3倍の汚濁負荷を与える（図14－7）。BODは生物的酸素要求量でCOD（化学的酸素要求量）と同様に，水の汚濁の指標になり，20度で5日間微生物を培養したとき，有機物の分解によって消費された酸素量を表す。

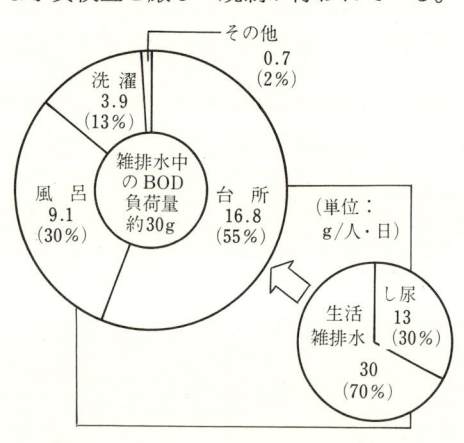

図14－7　1人1日の水質汚濁負荷量
（資料：「生活維持水対策推進　指導指針」環境庁）

食生活による汚濁　生活雑排水の最大の汚濁負荷は台所からの排水で(図14−7)，調理の過程で生じるものが多い。表14−2の食品のBOD含有量を見ると，飲み残しや食べ残しなどをうっかり捨てると，多くの栄養塩類が排出され，水質を汚濁することが分かる。

表14−2　調理過程での水質汚濁

	BOD(g)	魚が棲めるような水(BOD5mg/ℓ)に薄める場合に必要な水の量
天ぷら油　　40mℓ	60	12000 ℓ
コーンスープ　180cc	23	4600
おでんの汁　200cc	50	4000
ラーメンの汁　300cc	8	1600
米（3カップ）とぎ汁	8	1600
味噌汁　180cc	7	1400
ビール　コップ1杯	15	3000
牛乳　コップ1杯	14	2800
ジュース　コップ1杯	14	2800

(資料：国立環境研究所)

洗剤による汚濁　風呂や洗濯による水の汚濁の大部分は洗剤による。洗剤は油汚れを洗浄するために使用され，洗浄は浸透，乳化，分散の次の3ステップで行われる。

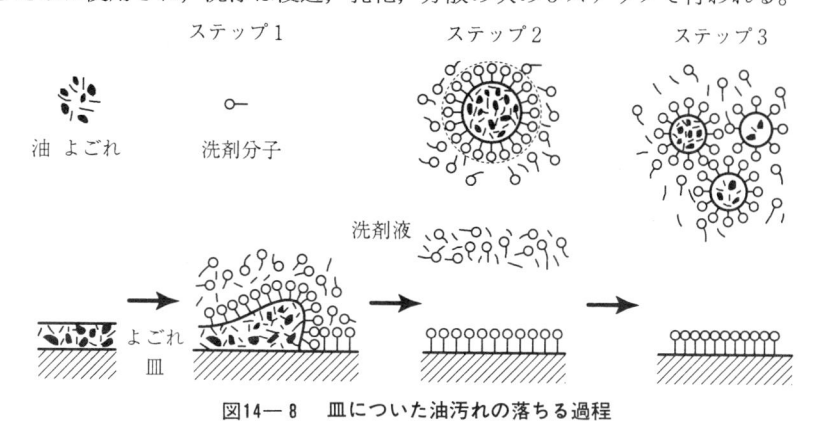

図14−8　皿についた油汚れの落ちる過程

ステップ1：洗剤を水に入れると界面活性剤が水の表面張力を低下させるので細かな隙間まで水が浸み込む（浸透）。

ステップ2：隙間に浸み込んだ洗剤は油汚れを取り囲み，ミセルを形成し汚れをもちあげる（乳化）。

ステップ3：擦るなどの物理的力を加えると汚れが剝がれて水中に分散する（分散）。

洗剤の主成分は界面活性剤で分子中に水になじみやすい部分（親水基）と油になじみやすい部分（親油基）を持っているので，油汚れを水に分散させて除くことができる。界面活性剤は脂肪酸系と非脂肪酸系の2つに大別され（図14－9），脂肪酸系洗剤は動植物の油脂から作られる脂肪酸の塩（石けん）や，糖と脂肪酸のエステルなどで，非脂肪酸系洗剤は直鎖アルキルベンゼンスルホン酸塩および高級アルコールからつくられるアルキル硫酸エステルなど石油を原料として作られ，陰イオン性界面活性剤と呼ばれている。

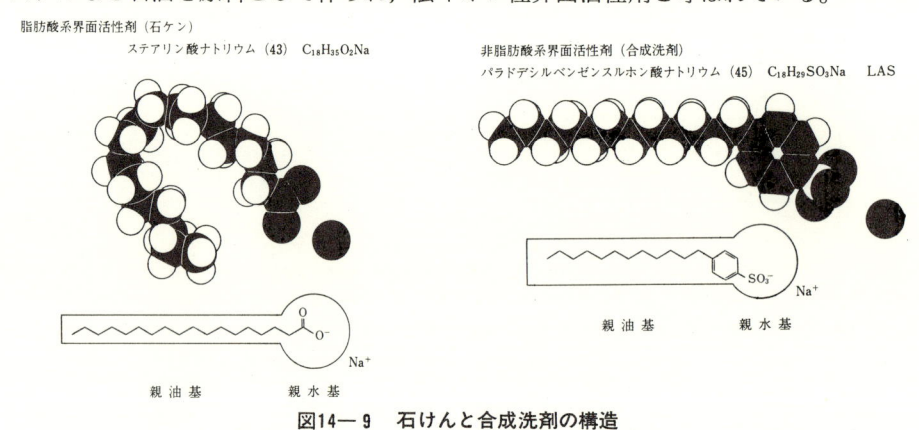

脂肪酸系界面活性剤（石ケン）
ステアリン酸ナトリウム (43) $C_{18}H_{35}O_2Na$

非脂肪酸系界面活性剤（合成洗剤）
パラドデシルベンゼンスルホン酸ナトリウム (45) $C_{18}H_{29}SO_3Na$ LAS

親油基　　親水基

図14－9　石けんと合成洗剤の構造

他に，陽イオン性界面活性剤と呼ばれる水中で陽イオンとなり消毒殺菌剤に使用されるサパミンCHや，両性界面活性剤（pHによって陰イオンにも陽イオンにもなれるもの）や非イオン性界面活性剤がある。日本は単位面積当たりの洗剤の年間使用量が世界一多い。洗剤の洗浄効果はミセル形成能力にあるので，ミセル形成濃度以下では洗剤を使う意味がないし，適量以上使うと水の汚濁を増すだけである。

富栄養化　生活排水は窒素化合物やリン酸化合物を多量に含んでおり，植物にとって大変な栄養塩である。これらが河川から海や湖沼に流れ込むと，藻類や植物性のプランクトンが異常増殖し，水中の酸素が多量に消費されるので，魚などが生きられなくなり生態系が壊される。

5．ゴミ問題

ゴミ排出量は人間活動と比例して増加しており，産業廃棄物は1994年度で4億トン，主として下水汚泥(43%)，家畜糞尿(20.0%)や建設廃材(14.5%)等で，そのうち50%が再利用されている。家庭から発生するゴミは，主として生ゴミ・紙ゴミ（67%）およびプラス

チックゴミ・ガラス，缶等（25％）で，年間約5千万トンになっている（図14-10）。これらの最終処分場の残余年数は産業廃棄物が2年，そして一般ゴミが7.8年と言われ，ゴミの減量化のために，分別収集やゴミ収集の有料化が図られている。広島市では図14-11のような5分別収集をしている。最終処理は焼却が67％，埋立処理が26％，そしてリサイクルが7％であるが，全国平均より焼却処理（85％）が少ない。

ゴミ焼却施設の排煙中にはダイオキシン（普通，TCDDを指す）が含まれ，これは猛毒で，発ガン性が強い。ダイオキシンは燃焼温度が300℃で最も発生しやすいので，温度が下がらない工夫や，塩素を含むプラスチックを燃やさないように分別する必要がある。

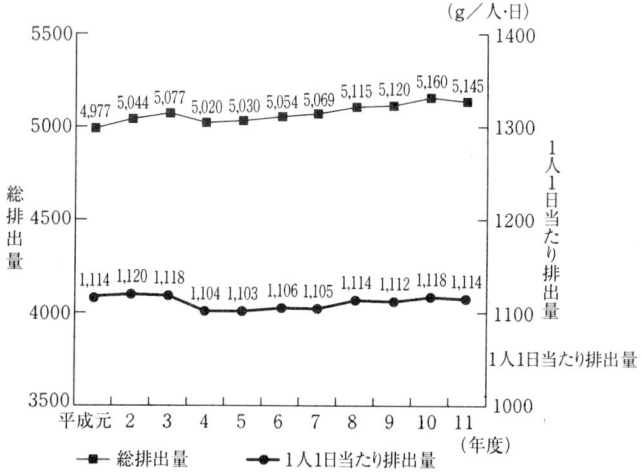

図14-10 ゴミの排出総量と1人1日当たりのゴミ排出量

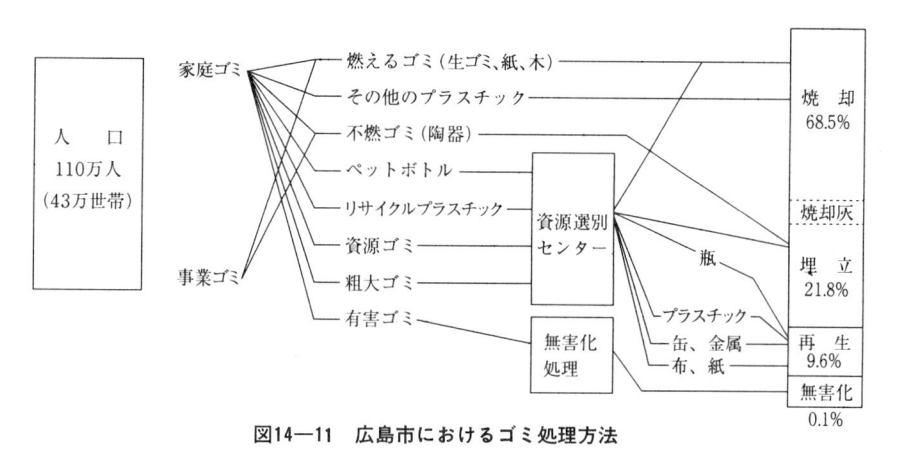

資料：環境省『一般廃棄物の排出及び処理状況等（平成11年度実績）について』より作成

図14-11 広島市におけるゴミ処理方法

(1) **生ゴミ**

　生ゴミは，調理の際に廃棄される食糧の調理かすと食後の残留物である食べ残しである。従って，生ゴミは食品成分の水，タンパク質，脂質，糖質，核酸，ビタミン等有機化合物を含むので，乾燥するとよく燃える。しかし，台所から出る生ゴミは水分含量が多いので燃えにくく，補助燃料が必要になることもある。コンポストにより堆肥にして植物の肥料にするという生ゴミのリサイクルやエコクッキングなどゴミを出さないよう食生活の見直しも必要である。

(2) **プラスチック**

　20世紀の生活を変えたと言われるほど数多くのプラスチック製品が作られ，使用されている。プラスチックは熱や圧力を加えるといろいろな形に変形する性質（可塑性）から名付けられた合成樹脂またはその成型品である。プラスチックは熱硬化性プラスチックと熱可塑性プラスチックに大別される。プラスチックはエチレンなどを重合させて化学的に作られた合成高分子で，安価で，軽くて使いやすく腐食しにくいという優れた性質を持っているので大量に使用された。これらの製品が大量にゴミとして廃棄されており，太平洋の真ん中でプラスチックのゴミに出会うほど，いつまでも分解されないで地球上のあちらこちらに散乱している。最近，生分解性プラスチック製品も出ているが完全ではない。プラスチックは種類が多く，それぞれの特性に合わせた用途に使用されているが，その判別が難しいので種類別コードが付けられ始めている（表14―3）。

表14―3　主なプラスチックの種類と性質

	プラスチック	単量体	特性	用途	コード
熱硬化性	フェノール樹脂 (PF)	フェノール ホルムアルデヒド	電気を通しにくい	電気器具，鍋の把手，電話機	7
	尿素樹脂 (UF)	尿素 ホルムアルデヒド	成形しやすい	食器，玩具，ボタン	7
	メラミン樹脂 (MF)	メラミン ホルムアルデヒド	熱に強い	食器，機械部品，塗料	7
熱可塑性	ポリエチレン (PE)	エチレン	柔らかい	ポリ袋，灯油容器，フィルム	2, 4
	ポリプロピレン (PP)	プロピレン	熱に強い	タッパウェア，容器，繊維 ポリバケツ	5
	ポリスチレン (PS)	スチレン	断熱性	包装用品，パック，インスタントラーメン容器，トレイ	6
	ポリ塩化ビニル (PVC)	塩化ビニール	薬品に強い，難燃性	建材，レザー，食品包装，卵のケース	3
	ポリエステル (PET)	テレフタル酸 エチレングリコール	強度が大きい	ジュース容器，ミネラルウォーター容器，ラップ，服地	1

リサイクルは，スーパー等で回収された発泡スチロール（ポリスチレン）のトレイからタイルや植木鉢が作られ，また，ペットボトル（ポリエステル）から繊維が作られている程度できわめて少ない。

(3) 繊　維

　天然繊維と合成繊維に大別される。天然繊維には綿，麻，毛，絹などがあり，前2者はグルコースが β-1.4結合で数多くつながっているのに対し，後2者はタンパク質でアミノ酸が多数結合している。合成繊維にはレーヨン，キュプラ，アセテート，ポリエステルやアクリルなどがあり，前2つはセルロースの再生繊維で，後3つはプラスチックを繊維にしている。すべての繊維は資源ゴミとして回収され，リサイクルされるが，複合素材は判別が難しいので，回収されやすい製品化や表示が必要である。

(4) 紙

　木材の繊維（パルプ）から作られ，上記のセルロースが主成分で，使用済みの紙や繊維から再生紙が作られる。最近，事業所から排出される紙ゴミの増加が著しいが，古紙回収の効率化を図り，再生紙を利用したい。再生紙は新聞紙・雑誌，ティシュペーパー，トイレットペーパー等様々な用途に用いられている。

(5) ガラス

　6千年前から現代まで使用されてきた。主な成分は砂の成分であるけい砂で，他に，ナトリウム，カリウム，カルシウムや鉛の酸化物などを添加するといろいろな種類のガラスが出来る。ガラスは資源ごみとしてほとんど回収され，砕いてカレットにして再生される。ビール瓶のように繰り返し使用されるリターナブル瓶が少なくなり，1回だけ使用のワンウェイ瓶が増えている。ワンウェイ瓶は種類が多く，再生が難しい。

(6) カン

　缶詰や清涼飲料用容器としてスチールやアルミ等が使用されている。スチールは極軟鋼と呼ばれる鉄の一種で，鉄は最も多く使われている金属である。アルミ缶は小学校や地域での集団回収が行われている。アルミニウムや鉄の原材料の価格低下により，リサイクルが進まなくなっているが，原料のボーキサイトから作るエネルギーは再生エネルギーの30倍も必要である。

第15章　持続可能な発展のために

　私達が豊かで快適な生活を求めて様々な物質を作り出し，多くのエネルギーを消費してきたことが，多様な環境問題を引き起こす一因となった。1950年代の悲惨な公害の発生や自然破壊の進行に対しては，公害対策基本法（1967年）と自然環境保全法（1972年）の制定によって，国民の健康を保護するとともに，生活環境を守り，自然環境の恩恵を享受し，継承できるように，公害を防止するための排出規制を初め，種々の規制が行われた。これらの法律は，激甚な公害や大規模な自然破壊に対し，かなりの効果を上げた。しかし，一般の日常生活の行動や国境を越えた地球規模での環境破壊については予期されておらず，第14章に記した多様な地球環境問題が顕在化し，人類の生存基盤である地球環境が脅かされる恐れが生じてきた。このような事態に対し，「持続可能な開発」の重要性が指摘され，将来世代のニーズを損なうことなく，現在の世代のニーズを満たすような節度ある開発のために，環境保全と経済発展が対立するものでなく，互いに依存する具体的な施策が必要となった。将来世代の利益や地球的な利益を保護するために総合的，かつ計画的な施策を進める環境基本法が1993年制定された。

1．法整備

1）環境基本法

　環境基本法は46条から構成され，1条は目的，2条は定義，そして3条から5条に次の基本理念が記されている。

① 人類は有限な環境を将来の世代を含めて共有し，これを将来の世代に継承できるように環境の保全を行わなければならない。

② 科学的知見の充実により，全ての国民が公平かつ公正な役割分担により自主的・積極的行動により持続可能で環境負荷が少ない社会を構築しなければならない。

③ 地球環境の保全は国民の健康で文化的な生活の維持に寄与するだけでなく全人類の課題であり，国際的取り組みを率先して推進しなければならない。

　さらに，今日の環境問題に対処するために国，地方公共団体事業者および国民それ

それの責務を明確にしている（6条〜9条）。

　環境基本法を受けた施策の大綱を示す環境基本計画が，順次策定され，全体像が明らかになりつつある。

2）資源リサイクル法

　「再生資源の利用と促進に関する法律」が1991年制定され，各事業所管大臣等がリサイクルの方針を確定し，公表することと，行政，事業者，消費者がそれぞれの責任のもとにリサイクルに協力することが義務付けられた。

3）廃掃法の改定

　「廃棄物の処理及び清掃に関する法律」が1992年改定され，廃棄物の排出を抑え，廃棄物の正しい分別と収集，運搬，再生，処理し，環境保全と公衆衛生の向上を目的として事業者が生じた廃棄物を自らの責任で処理することが義務付けられた。各事業者の責任を明確にした。

2．行政の役割

　我が国の経済政策は，環境に与える影響にほとんど配慮してこなかった。大気や水の汚れ，そしてゴミ量の増加が人の健康に影響を与えるまでその責任が問われず，環境負荷に係る費用は経済の中に適切に内部化されず，税金によって処理されてきた。消費者は環境に負荷を与えないようにライフスタイルを見直す機会が少なく，また，事業者は未然に被害を防ぐ対策や費用を考えなかった為に，現在のような情況になったと思われる。行政の役割をまとめると次の6点になる。

① 環境情報をすべて開示し，情報が正確に判断されるように啓発すること
② 環境負荷を評価するシステムを作り，責任が明確になるような法律を作ること
③ 環境保全対策に対する補助金制度
④ デポジット，生産課徴金，炭素税等経済的手法の確立
⑤ 適切なリサイクル技術を開発すること
⑥ 行政の場で再生品の使用等実践すること

1）具体的な対策
(1) 下水整備

　水質汚濁については工場における下水設備の完備と規制の強化によって，有害物質の環境への排出が抑えられ，悲惨な公害がくい止められているが，生活排水に対しては下水道の整備が不十分で，下水道普及率は51％（図15－1），地域や各家庭の汚水処理施設を考慮しても約60％で，100％になるのはかなり先になる。

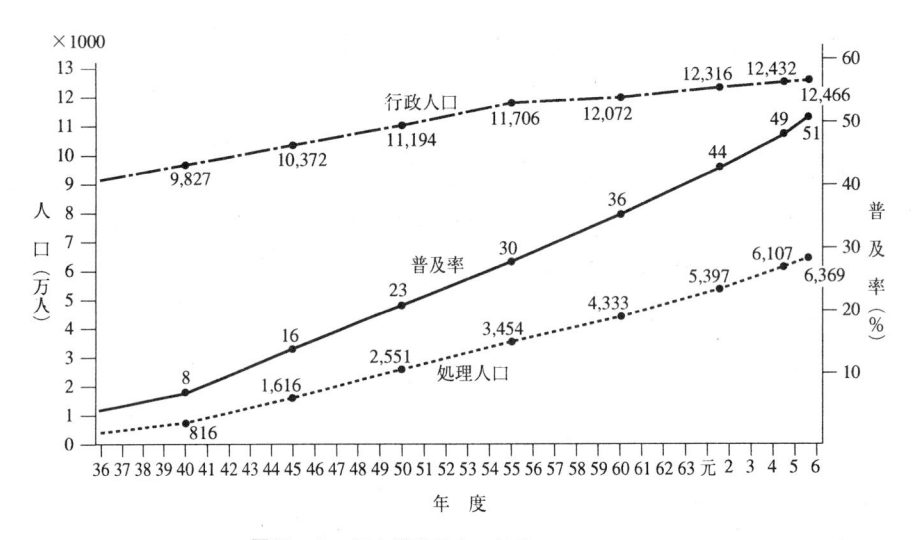

図15－1　下水道普及率の推移（資料：建設省）

　一方，処理された下水は100％汚濁が除かれるのではなく，現在の下水道放流水の水質基準は20ppm（BOD値）なので，下水処理後1人1日4g，合併浄化槽で5〜10g，そしてし尿のみの単独処理では32gの汚濁（BOD値）が環境に放出されており，生活から生まれる水質汚濁は，現在1日1,550トンとなっている。早急な下水道の完備と下水放出水質の改善が必要である。下水の排出基準（20ppm）は魚の住めるぐらいの水質（5 ppm）にしたいが，我が国の下水処理は主として活性汚泥法を用いているので，好気性微生物の分解は20ppmが限界となる。散水沪床法によると5 ppmまで除去できると言われ，木炭や生物による浄化法等を組み合わせて，河川で自然浄化できる程度に下水を処理して流したい。

(2) リサイクル率の向上

　環境負荷量の減少と同時に，リサイクル率を引き上げることも重要な課題である。1992年の缶，ガラス，紙のリサイクルはいずれも約50％を超えているが（図15－2），全体のリサイクル率は3.9％と極めて少ない。1991年施行された「再生資源の利用の促進に関する法

律」に基づき，1996年から5カ年計画で廃棄物処理施設整備のためにリサイクルを進める設備や研究に約5兆円が配分され，ゴミ排出量の増加を0.5%に抑え，2000年までにリサイクル率を15%に引き上げることを目標にしている。

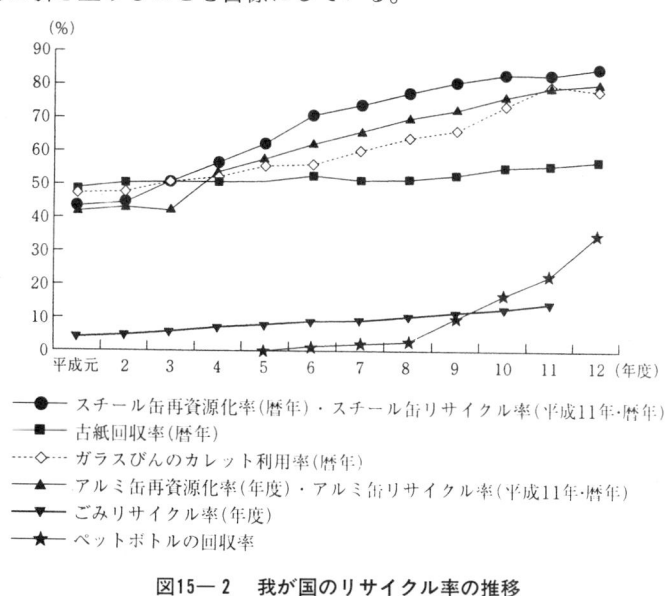

図15-2 我が国のリサイクル率の推移
(資料) あき缶処理対策協会，アルミ缶リサイクリング協会　環境省
ガラスびんリサイクリング推進連合，古紙・パルプ統計より作成

凡例：
- スチール缶再資源化率(暦年)・スチール缶リサイクル率(平成11年・暦年)
- 古紙回収率(暦年)
- ガラスびんのカレット利用率(暦年)
- アルミ缶再資源化率(年度)・アルミ缶リサイクル率(平成11年・暦年)
- ごみリサイクル率(年度)
- ペットボトルの回収率

(3) 環境保全対策に補助金

生ゴミの堆肥化のコンポスターおよび発電のための太陽電池の購入設置費用の約30%補助金が出る。しかし，太陽電池では実際に1戸当たり200万円程度必要で，普及のためにはもっと補助金を増す必要がある。環境保全対策として一つずつは小さいことでも，多数集まれば有効な手段となる。他に，断熱効果のある家づくりや植木等も補助の対象にしたい。

(4) 課徴金

化石燃料の使用は二酸化炭素等を排出し地球温暖化をもたらすので，石油，石炭の使用に対して炭素換算1トン当たりに一定額の税を課し，消費量を抑え，同時に対策費を捻出する炭素税の導入が削減の有効な手段である。しかし，各国の意見がまとまらず，二酸化炭素削減の目標値を決める方向で解決が図られようとしている。環境対策の課徴金は下水処理費用，ガソリン税，自動車税等がある。環境負荷量が大きいジーゼル車や大型車の税が相対的に重くなっていない点で環境への配慮が不足している。

(5) デポジット制度

　ビール瓶を店に返せば1本5円の払い戻し金が返るが，ゴミに出すと1本5円の損をする。1947年アメリカで法制化された空瓶・空缶などによる公害予防の一方法で，5円の補助金か5円の課徴金か，あるいは預けていた5円を返してもらったのか明らかではないが，ゴミは減少し，消費者には得な制度である。しかし，ワンウェイ容器では返却容器が再利用出来ないので上乗せ金額が高くつき，売り上げが大幅に減少すると予想されるので，このシステムの導入に企業が反対している。デポジット制度の法制化は，リターナブル容器への変換を促進することが期待される。

3．事業者の役割

1）有害廃棄物の管理

　かつて多くの公害が工場から排出された廃棄物により発生した。新しく開発された物質や技術がどのような被害を生じるか明らかでない場合もあるが，最終処理を含め全工程を管理しなければならない。産業活動による環境負荷の削減がISO（国際標準化機構）で取り組まれており，環境マネジメント専門委員会の14000シリーズのシステムが各国で重要視されつつある。

2）耐久商品の開発

　電化製品，自動車や家具の大型化や頻繁なモデルチェンジは廃棄物を増し，エネルギーを浪費するので長く使える製品を提供する。また，修理・サービスの充実を図る。

3）エコビジネスの開発

　アメリカのスーパーファンド法やドイツの包装材政令等，厳しい法規制と資源の限界は新しいエコビジネスを促進している。BFI社等の廃棄物処理企業の成長は著しく，自動車のフォード社でも生ゴミの埋立から発生するメタンガスから電力を生産するプラントを稼動し，ゴミから金を生み出し，環境と共存する事業を展開している（アメリカ）。レートマン社もまた総合リサイクル企業として，世界に進出している成長企業である（ドイツ）。省エネルギーセンターでは建物のトータル省エネ診断と減量を提示し，成功報酬契約を結んでいる（日本）。ゴミの責任を明確にしていくことによって，メーカーがリサイクルに金を出し，リサイクル市場が活発になる。

4）具体的対策
(1) 資源の有効利用
　コージュネレーション：燃焼によって得られる熱を，高温部から動力（発電）を，動力が作られる際の排熱等低温部から冷暖房（ボイラー）を同時に取り出すシステムで，エネルギー効率は70〜80％まで向上する。工場・ビル等がこのシステムを導入すると，自家電力以上の余剰電力を電気会社に売ることが出来，さらにゴミ焼却場などの電力も売電され，電力不足解消に役立つ。
　省エネルギー製品の開発：冷蔵庫の消費電力は20年間に65％も減少する製品が開発され，カラーテレビ，エアコン，照明等，省エネ技術の進歩は著しい。
　賞味期限による食品の大量廃棄の防止：消費者の嗜好の多様化に対応したシステムの構築。

(2) リサイクルや処理が容易な製品の製造
　混ぜればゴミ，分ければ資源と言われているが，分別のためには，製品にわかりやすい材質表示をし，複合素材を単純素材にすることとリサイクルされやすいように製品を規格化する。

(3) リサイクル製品
　ワンウェイ容器からリターナブル容器への変換や，詰め替えによる容器の再利用とゴミの減量を進める。アルミ缶等のリサイクルや古紙のリサイクルを促進する。新しいリサイクル製品の開発と商品化材料としてだけでなく，リサイクル製品の利用も促進するとともに，生ゴミから電力を作るようなリサイクルの新たな分野の開発を進める。

(4) ゴミを売らない
　過剰包装をやめ，使い捨て容器を使わない。

(5) 廃棄物の共同処理
　工業団地の排水や排気ガスの共同処理，そして外食産業の生ゴミ共同堆肥化，オフィス古紙回収等大量回収により，リサイクルが容易に進められる。

4．消費者の役割

　快適で豊かなくらしを求めて，国民は一生懸命働き，すばらしい経済発展がもたらされた。大量物質を消費する私達のくらしは，大量のエネルギーを消費し，地球を温暖化する二酸化炭素を増加し，大量のゴミ，水の汚れや大気の汚れを生じた。環境負荷を減少するために私達が出来ることはたくさんある。

1）具体的行動
(1) **賢い買物**
　○衝動的買物をしないで計画的買物をする。買い過ぎは，着ない衣類，食べ残しなどゴミを増加する。
　○使い捨てのワンウェイ容器よりリターナブル容器，使い捨てより詰め替え品を選ぶ。
　○リサイクル品等エコマーク商品を選ぶ。
　○大型車や大型電化製品を選ばないで，省エネ製品を選ぶ。
　○過剰包装商品を選ばない。レジ袋をもらわない。
　○フリーマーケット等で不用品を交換する。

(2) **賢いくらし**
　○ゴミは分別し，きちんと捨てる。
　○生ゴミはしっかり水切り，コンポスターで堆肥化。
　○スーパーのトレイや牛乳パックの回収，小学校や地域のアルミ缶回収に協力。
　○調理，洗顔，シャンプー，シャワーや洗濯で水を流し放しにせず節水する。
　○ちょっと気をつけて省エネする。
　○ライフスタイルの点検・チェック

　上記のような賢い買物や賢いくらしについて具体的な行動点検を定期的に行うと，環境問題についての意識が高められ，環境にやさしい行動についての指針が得られる。さらに，表15－2のような環境家計簿を利用し，電力，ガス・水の使用量やゴミ量を記録し，二酸化炭素の発生量を計算すると，各自の生活の環境評価が出来る。

表15－1　省エネチェック表

製　品	消費電力	出来ること	年間省エネ量
テレビ	90W 20インチ	1日1時間短縮 こまめに消す	33 kWh 24 kWh
冷蔵庫	25kW 300ℓ	1/3容量収納 背面を壁から離す	6 kWh 24 kWh
掃除機	500W	フィルターの手入れ 5分間短縮	15 kWh 15 kWh
ルームエアコン 冷房	500W	1日1時間短縮 1℃設定温度を高く フィルターの手入れ	35 kWh 36 kWh 18 kWh
照　明	100W 白色光 30W 蛍光灯	30W 蛍光灯 1時間短縮	120 kWh 11 kWh
電気釜 電気ポット	600W 800W	1日1回 4時間短縮	108 kWh 144 kWh
パソコン	210W	1時間消す	50 kWh
アイロン	600W	余熱利用（5分）	12 kWh
洗濯機	67W	まとめて1日1回	24 kWh
ドライヤー	1000W	週1回少なく	8 kWh
ルームエアコン 暖房	800W	1時間短縮 1℃温度低く	53 kWh 53 kWh
自動車		2000cc → 1500cc 週1回乗らない日 アイドリング10分除く	200 ℓ 100 ℓ 100 ℓ
風　呂		わかし過ぎ 連続して入る 口火を消す	36 m³ 24 m³ 48 m³

　世界の人口は21世紀半ばに100億人を突破すると予測され，環境問題はますます深刻になると思われる。科学はこれまで新しい物質を作ることにより社会に貢献してきたと同時に，環境問題の原因を作ってきた。21世紀の科学は廃棄物を作らない方法，人類の生存を脅かす化学反応が起こらないようにするというこれまでと相反する新たな使命が与えられている。私達はリサイクルによって物質循環社会を構築し，地球全体のマクロバランスを図っていく必要がある。いつまでも女性が美しく活躍できる自然環境と社会環境を将来の世代に受け繋いでいかなければならない。

表15—2　環境家計簿

項　目	CO₂排出係数	1ヵ月分 使用量	CO₂排出量(kg)	金額(円)
電　気　（kWh）	0.12			
都市ガス　（m³）	0.64			
水　道　（m³）	0.16			
灯　油　（ℓ）	0.69			
アルミ缶　（本）	0.05			
スチール缶　（本）	0.01			
ペットボトル（本）	0.02			
ガラス瓶　（本）	0.03			
紙パック　（本）	0.04			
食品トレイ　（枚）	0.002			
ゴ　ミ　（kg）	0.24			
合　計				

CO₂排出係数およびCO₂排出量は炭素換算。
缶・瓶・パック・トレイはリサイクルに直接出さずゴミとしたもの。
（資料：環境庁版）

【参考文献】

1. 竹内　均『地球とはなにか　その誕生と構造の謎をさぐる』講談社，1981年．
2. ＮＨＫ取材班『生命 —40億年はるかな旅5』日本放送出版協会，1995年．
3. 保田仁資『やさしい環境科学』化学同人，1996年．
4. DONALD VOET, JUDITH G, VOET 著，田宮信雄・村松正美・八木達彦・吉田浩訳『ヴォート　生化学(上)』東京化学同人，1996年．
5. 北野　大・及川紀久雄『人間・環境・地球 —化学物質と安全性—』共立出版，1994年．
6. J.W.MOORE, EP MOORE 著，岩本振武訳『環境理解のための基礎化学』東京化学同人，1989年．
7. ロバート・ジャストロウ著，小尾信彌監訳『壮大なる宇宙の誕生』集英社，1982年．
8. 環境総合研究所『台所からの地球環境』ぎょうせい，1993年．
9. 門多和広・阪本正子・白石征・杉本孝作・立石優宏・中島滋『生活の化学』建帛社，1993年．
10. 台所の化学日本化学会編『身近な現象の化学　PART 2』培風館，1990年．
11. 田中春彦『環境と人にやさしい化学』培風館，1994年．
12. 安田八十五『ごみゼロ社会をめざして —循環型社会システムの構築と実践』日報，1993年．

索　引

あ　行

- Rh型 ……………………………… 56
- Rh式血液型 ……………………… 57
- ISO（国際標準化機構）………… 112
- IgE ………………………… 66, 67
- 汗 …………………………………… 50
- アトピー …………………………… 67
- アミノ酸 ………………… 29, 30, 87
- アミロース ………………………… 23
- アミノペクチン ……………… 23, 24
- アルキルベンゼンスルホン酸塩 … 104
- αヘリックス ……………………… 32
- アルミ缶 …………………………… 107
- アレルギー ………………… 62, 64, 66
- アレルギー性鼻炎 ………………… 65
- アレルギーの分類 ………………… 68
- アレルギーマーチ ……………… 64, 65
- アレルゲン ………………… 62, 64, 66
- 硫黄酸化物 ……………… 14, 90, 98
- イオン結合 ………………………… 37
- イニシエータ ……………………… 71
- インシュリン ……………… 34, 35
- ウイルス …………………………… 92
- ウイルスの構造 …………………… 79
- 生みの親 …………………………… 71
- エイズ（AIDS）…………………… 77
- エイズ治療薬 ……………………… 81
- HIV ………………………………… 80
- HIVウイルス ……………………… 77, 79
- A, B, O型 ………………………… 27, 56
- A紫外線 …………………………… 44
- エコビジネス ……………………… 112
- エコマーク商品 …………………… 114
- S-S結合 …………………………… 32
- SPF ………………………………… 46
- エネルギー ………………………… 95

か　行

- 塩素殺菌 …………………………… 11
- おいしい水 ………………………… 10
- オゾン ……………………………… 11
- オゾン層 ………………… 44, 91, 99
- オゾンホール ……………… 94, 99
- 温室効果 ………………… 14, 101
- 界面活性剤 ……………… 41, 103
- 化学結合 …………………………… 87
- 化石燃料 ………………… 13, 96, 98
- 課徴金 ……………………………… 111
- 活性汚泥法 ……………………… 110
- 活性ビタミンD …………………… 21
- 髪 …………………………………… 36
- 髪のいろいろ ……………………… 38
- カラーリンス ……………………… 40
- カルシウム ………………………… 16
- Ca ………………………………… 16
- カルシウムの多い食品 …………… 21
- カルシウムの必要量 ……………… 20
- カルシウムの役割 ………………… 16
- カルシウム不足 …………… 18, 19
- カレット …………………………… 107
- ガン …………………… 71, 73, 75, 76
- 環境基本法 ……………………… 108
- 環境情報 ………………………… 109
- 環境負荷 ………………… 108, 109
- 環境問題 …………………………… 94
- 寒天 ………………………………… 24
- ガンの転移 ………………………… 72
- ガンマーカー ……………………… 73
- 希ガス元素 ………………………… 13
- 気管支喘息 ………………………… 64
- キチン ……………………………… 25
- キューティクル …………………… 36

恐竜	92	**サ　行**	
極性	8	材質表示	113
金属の酸化物	12	再生紙	107
グルカゴン	34	再生品	109
グルコース	22	サイトカイン	69
化粧	48	サンケア	46
化粧水	51	散水沪床法	110
下水設備	110	酸性雨	98
血液	52	シアノバクテリア	91
血液型	27, 56	C紫外線	44
血液凝固システム	55	紫外線	43, 50, 91, 99
血液細胞	52	色素沈着	45
血漿	54	資源リサイクル法	109
血小板	54	シスチン	37, 39
ケラチン	37	自然浄化	110
嫌気的生物	13	自然淘汰	90
健康	16	持続可能な開発	108
原子	84	脂肪酸の塩	104
原始大気	90	シミ	49
原始地球	89	シャンプー	40, 41
原子力	96	シャンプーの原理	41
原発	72	周期表	85
公害対策基本法	108	省エネルギー（省エネ）	112
光化学スモッグ	97	蒸発熱	8
好気性微生物	110	情報伝達	17
光合成	13, 15, 91	食品	34, 76
合成繊維	107	食物アレルギー	64
光線の種類	43	食物繊維	25
酵素	29	女性ホルモン	18
抗体	59, 66	シワ	46
後天的免疫不全	77	人口増加	94
高度大衆消費社会	94	人工皮膚	25
紅斑	45	親水基	105
コージュネレーション	113	新陳代謝	40
小じわ	49	親油基	105
骨粗鬆症	18	水質汚濁	102
ゴミ問題	105, 113	水質汚濁負荷量	102
コルテックス	36	水質基準	10
		水素結合	8, 9, 24, 32, 37
		水素原子	84

水素の融合	84	DNAの二重ラセン構造	92
スキンケア	51	T細胞	59
スチール	107	デポジット	109
ストレス	40, 49, 50, 62, 64	デポジット制度	112
ストロマトライト	91	転移	72
制ガン物質	25	天然繊維	107
生産課徴金	109	澱粉	23
成人病	19	糖	22
生物的酸素要求量	107	糖尿病	34, 35
生物の進化	92	特異的性質	8, 9
生命誕生	92	トリートメント	42
赤血球	53	トリハロメタン	11
セルロース	26		
洗髪	42	**な 行**	
組織適合抗原	59	ニキビ	49
疎水結合	32, 37	二酸化炭素	13, 101
育ての親	71	乳液	51
ソバカス	49	人間活動	94, 95
		熱可塑性プラスチック	106
タ 行		熱硬化性プラスチック	106
ダイエット	22, 24, 28		
ダイオキシン	105	**は 行**	
大気汚染物質	95	パーマ	39
体内の水	7	廃掃法	106
太陽エネルギー	7, 96	肌アレ	49
太陽系	84	白血球	53
太陽光線	43	BOD	102, 110
対流圏の定常成分	11	B細胞	59
多糖	22	B紫外線	44
炭水化物	22	ビタミンD	21, 43
炭素税	109	ビッグバン	83
タンパク質	29, 31, 34	必須アミノ酸	34
タンパク質の構造	31	比熱	8
タンパク質の消化	32	皮膚ガン	46, 97
地球環境の保全	108	皮膚の構造	48
地球の温暖化	101	皮膚の老化	46, 50
窒素固定	12	肥満	28, 35
窒素酸化物	14, 97	肥満細胞	68
窒素の循環	12	日焼け	43, 45
DNA	92	表面張力	8

日和見感染症	79
貧血	53
ファンデーション	51
富栄養化	102
副甲状腺ホルモン	18, 19
ふけ	40, 41
物質循環社会	115
プラスチック	106
プロモーター	71
フロン	99
分極	9
分子	87, 88
文明病	62
ヘアー・ケア	41
ヘアーカラー	40
ヘアーダイ	40
ヘアーマニキュア	40
βグルカン	25
β構造	32
ペプチド	31
ペプチド結合	31
ヘモグロビン	53
ヘリウムの融合	84
放射性廃棄物	96
補助金	109
補体	59, 61
骨の新陳代謝	21
ホルモン	34, 49

ま 行

マクロファージー	59
マンナン	24
水の浄化	11
水の蒸発熱	8
水の表面張力	8
ミセル	103
ミセル形成濃度	104
水俣病	102
メタン	88, 101
メデュラ	36

メラニン（ユーメラニン）	39
免疫	58
免疫グロブリン	59, 60
免疫系	80
毛管現象	8
毛根	38

や 行

予防	75

ら 行

ライフスタイル	114
リサイクル	105, 107, 113
リサイクル率	110
リターナブル瓶	107
リターナブル容器	112
リンス	42
老化	19

わ 行

ワクチン	81
ワンウェイ瓶	107
ワンウェイ容器	112

■著者紹介

重田　征子（しげた・せいこ）
広島大学助教授
工学博士

山本　雅子（やまもと・まさこ）
広島文化短期大学教授
理学博士

健康・美容・環境のための科学知識

1997年10月1日　初版第1刷発行
2004年5月30日　新版第1刷発行

- ■著　者──重田　征子／山本　雅子
- ■発行者──佐藤　守
- ■発行所──株式会社 大学教育出版
  　　　　　〒700-0953　岡山市西市855-4
  　　　　　電話（086）244-1268　FAX（086）246-0294
- ■印刷所──サンコー印刷(株)
- ■製本所──日宝綜合製本(株)
- ■装　丁──ティー・ボーンデザイン事務所

Ⓒ 1997, Printed in Japan
検印省略　　落丁・乱丁本はお取り替えいたします。
無断で本書の一部または全部を複写・複製することは禁じられています。

ISBN4-88730-574-5